高等职业教育护理专业教学资源库建设项目规划教材

医学机能实验教程

Yixue Jineng Shiyan Jiaocheng

主　编　林佩璜　孙玉锦
副主编　沈华杰　黄　春　郭　兵
编　者　(以姓氏拼音为序)
　　　　范业宏(黑龙江护理高等专科学校)
　　　　郭　兵(重庆医药高等专科学校)
　　　　黄　春(重庆三峡医药高等专科学校)
　　　　黄雅平(泉州医学高等专科学校)
　　　　林佩璜(泉州医学高等专科学校)
　　　　龙　云(重庆三峡医药高等专科学校)
　　　　明德松(福建医科大学附属泉州市第一医院)
　　　　齐贵胜(聊城职业技术学院)
　　　　沈华杰(天津医学高等专科学校)
　　　　孙玉锦(雅安职业技术学院)
　　　　王　琛(商丘医学高等专科学校)
　　　　要瑞莉(唐山职业技术学院)
　　　　周宗琳(襄阳职业技术学院)
　　　　庄锡彬(福建医科大学附属泉州市第一医院)

U0248417

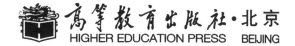

高等教育出版社·北京
HIGHER EDUCATION PRESS　BEIJING

内容提要

  本教材为高等职业教育护理专业教学资源库建设项目规划教材。根据高等职业教育护理专业特点及各院校实际教学条件,结合高职高专实验教学改革实际,将机能学中正常人体功能、病理生理学和用药护理的传统实验内容进行重新优化整合,教材由医学机能实验总论、基本技能实验、综合技能实验和计算机虚拟实验4个模块组成。本书打破学科之间人为壁垒,内容既有针对性又有开放性;项目任务既体现基本知识、基本技能,又重视学科交叉、知识应用和综合技能;培养目标既重视培养学生的岗位能力、动手动脑、自主创新、沟通合作能力,又强化培养学生认真严谨和关爱生命的职业素养,适用于高职高专护理、助产和医学相关专业。

图书在版编目(CIP)数据

  医学机能实验教程 / 林佩璜,孙玉锦主编 . -- 北京:高等教育出版社,2013.5
  ISBN 978-7-04-037156-7

  Ⅰ.①医… Ⅱ.①林… ②孙… Ⅲ.①实验医学 – 高等职业教育 – 教材 Ⅳ.① R-33

  中国版本图书馆 CIP 数据核字(2013)第 068970 号

策划编辑	夏 宇	责任编辑	夏 宇	封面设计	季 倩 杨立新	版式设计	杜微言
插图绘制	于 博	责任校对	刘丽娴	责任印制	田 甜		

出版发行	高等教育出版社	咨询电话	400-810-0598
社　　址	北京市西城区德外大街 4 号	网　　址	http://www.hep.edu.cn
邮政编码	100120		http://www.hep.com.cn
印　　刷	北京民族印务有限责任公司	网上订购	http://www.landraco.com
开　　本	787mm×1092mm　1/16		http://www.landraco.com.cn
印　　张	10	版　　次	2013 年 5 月第 1 版
字　　数	200 千字	印　　次	2013 年 5 月第 1 次印刷
购书热线	010-58581118	定　　价	19.00 元

本书如有缺页、倒页、脱页等质量问题,请到所购图书销售部门联系调换

物 料 号　37156-00

高等职业教育护理专业教学资源库建设项目规划教材
编审委员会

主任委员

巫向前

副主任委员

刘　斌　　朱世泽　　胡　野　　李世胜　　姜义林　　吴海峰
程全洪　　张大凯　　田国华　　陈命家　　林春明　　戴鸿英

行业顾问

刘华平　　钱培芬　　赵爱平　　陈海燕　　阮　洪

委　员（按姓氏笔画排序）

于晓谟	马晓健	王　俊	王卫权	王潮临	云　琳	艾继周	石　静
田国华	付达华	代红英	白梦清	仝　玲	吕文亮	吕俊峰	朱世泽
朱照静	任光圆	刘　伟	刘　斌	闫肖卿	牟兆新	苏成安	巫向前
李一杰	李卫星	李世胜	李建光	李晓松	李海鹰	杨明武	吴丽文
吴海峰	吴培英	邹玉莲	宋国华	张大凯	张日新	张玉兰	张松峰
张贵源	张晓春	陈　沁	陈命家	陈树君	陈根强	陈淑增	林春明
罗跃娥	周　英	周建军	周森林	孟凡云	贲亚玾	胡　野	侯再金
姜义林	秦敬民	耿　杰	徐　红	徐龙海	卿　勇	郭永松	郭素华
黄刚娅	彭　波	董华群	程　琳	程全洪	曾　华	曾庆琪	温茂兴
谢玉琳	瑞　云	简雅娟	蔡红星	廖伟坚	谭　工	薛　花	戴鸿英

秘　书

薛文隽　　叶　波

高等职业教育护理专业教学资源库建设项目参与院校

（按首字笔画排序）

上海医药高等专科学校	大庆医学高等专科学校
山东医学高等专科学校	广西卫生职业技术学院
天津医学高等专科学校	长春医学高等专科学校
四川中医药高等专科学校	乐山职业技术学院
宁波卫生职业技术学院	永州职业技术学院
江西护理职业技术学院	江苏建康职业学院
安徽医学高等专科学校	苏州卫生职业技术学院
沧州医学高等专科学校	武汉大学医学职业技术学院
昌吉卫生学校	金华职业技术学院
贵阳护理职业学院	重庆三峡医药高等专科学校
重庆医药高等专科学校	泉州医学高等专科学校
济南护理职业学院	泰州职业技术学院
盐城卫生职业技术学院	聊城职业技术学院
廊坊卫生职业学院	商丘医学高等专科学校
淄博职业学院	雅安职业技术学院
黑龙江护理高等专科学校	湖北职业技术学院
滨州职业学院	福建卫生职业技术学院
漯河医学高等专科学校	漳州卫生职业学院
黔南民族医学高等专科学校	襄阳职业技术学院

出版说明

　　《教育部财政部关于实施国家示范性高等职业院校建设计划加快高等职业教育改革与发展的意见》(教高〔2006〕14号)指出,要"围绕国家重点支持发展的产业领域,研制并推广共享型教学资源库,为学生自主学习提供优质服务";《关于全面提高高等职业教育教学质量的若干意见》(教高〔2006〕16号)也要求"重视优质教学资源和网络信息资源的利用,把现代信息技术作为提高教学质量的重要手段,不断推进教学资源的共建共享,提高优质教学资源的使用效率,扩大受益面"。为了贯彻落实上述文件精神,2010年6月,教育部、财政部启动了国家高等职业教育专业教学资源库建设项目,护理专业是首批立项的11个专业之一。自立项以来,在项目主持单位——上海医药高等专科学校的带领下,以国家示范性高职院校、国家骨干高职院校为主的30余所高职院校及60余家医疗单位,紧紧围绕提高护理专业人才培养质量这一核心,在专业人才需求调研、专业人才培养方案研讨、课程标准制订、教学方案设计、教学资源开发等方面做了大量卓有成效的工作,形成了从专业建设规范、人才培养方案到专业课程体系及核心课程标准,再到单元教案和多种媒体的知识点、技能点素材资源,以及与护士执业资格考试相衔接的题库资源等多层次、全要素的教学资源体系,有力地支持了新形势下高等职业教育护理专业的教学改革和人才培养。

　　为了实现国家项目建设成果的转化和推广,切实推进优质教学资源的共建共享,2011年8月,护理专业教学资源库建设项目协作组在浙江嘉兴召开会议,发起成立"全国高职高专医药类专业教学资源建设专家委员会",并在专家委员会的指导下,启动编写护理专业教学资源库建设项目规划教材,以资源库项目建设团队为班底,广泛吸纳国内护理教育界有识之士,形成了整套教材的编审委员会和各核心课程教材的编写委员会。一年来,经过专家和广大作者的辛勤工作,本系列教材臻于成熟,并将自2012年7月起陆续由我社出版。

　　作为国家高等职业教育护理专业教学资源库的配套教材,本系列教材具有三大特色:一是以资源库建设项目的整体框架和技术路线作为系列教材顶层设计的依据,以扎实的专业人才需求调研为基础,以广泛论证的人才培养方案和专业课程体系、教学计划等为准绳,综合考虑高职教育教学改革规律、院校教学实践及护士执业资格考试等现实需求,规划系列教材的选题;二是在教材的内容编排和体例设计上,与资源库中对应课程的课程标准、教学设计相匹配,是资源库项目中各核心课程建设成果的具体展现;三是充分利用资源库项目中开发的丰富数字化教学资源,在教材的关键知识点和技能点上,引导学习者依托纸质教材实现在线学习,借助多种媒体资源实现对知识点和技能点的理解和掌握,因此是一种纸质教材与数字化资源有机耦合、课堂学习与自主学习相互衔接的有益尝试。

　　教材建设是教学改革的必然成果,反过来又会推动教学改革深入发展。本套"高等职业教育护理专业教学资源库建设项目规划教材"的出版和推广应用,必将对我国高职高专护理专业深化教学改革和提高人才培养质量发挥重要的影响。

高等教育出版社

二〇一二年六月十日

序

为了更好地贯彻《国家中长期教育改革和发展规划纲要(2010—2020年)》关于"大力发展职业教育"的精神,根据《关于全面提高高等职业教育教学质量的若干意见》(教高〔2006〕16号)中"不断推进教学资源的共建共享"的要求,来自全国示范性高职院校、骨干高职院校等30余所高职高专院校的护理专业带头人及这些院校所在地的护理行业专家共同组成建设团队,自2010年起开展国家高等职业教育护理专业教学资源库建设。在护理专业教学资源库建设初具规模之际,全国高职高专医药类专业教学资源建设专家委员会共同携手,以多种形式积极推广资源库建设成果,不断扩大资源库项目影响力,深入发掘资源库的内在价值,有力地促进护理专业的教学改革和教学模式转变。而建设教学资源库配套规划教材,即是此项工作的关键一环。现在,我们欣喜地看到,在专家委员会强有力的规划指导和整体部署下,在高等教育出版社的统筹组织下,经过所有编者的不懈努力,"高等职业教育护理专业教学资源库建设项目规划教材"即将完成。

根据高职高专院校护理专业教学的实际需要,专家委员会在资源库建设的课程体系框架和强大项目团队的基础上,为本套教材总计规划了33种选题,遴选了62位主编,最终由38所院校分别牵头,400余位来自院校的专业骨干教师和来自医疗单位的资深行业人士作为编者,共同完成了全套教材的编写。

本套教材的建设理念与护理专业教学资源库建设一脉相承,即以临床护理岗位任务引领为出发点,以技术应用为重点,注重临床技术与教学过程有效对接,教学资源与教学内容有效对接,打破传统教学的固定思维,努力改变护理职业教育的教学形态,是护理职业教育教学改革的一次创新体验。我们真诚地希望,通过本套教材的建设和使用,与全国护理职业院校分享教学经验与改革成果,继续为医药卫生职业教育的教学改革、内涵建设和人才培养水平提升贡献力量。

全国高职高专医药类专业教学资源建设专家委员会主任委员
高等职业教育护理专业教学资源库建设项目主持人

二〇一二年六月于上海

前　言

　　根据近年来教育部、卫生部所颁发的各类相关规划教材的改革思路，为适应医学新模式改革的需要，培养高素质技能型人才，立足高职"教、学、做"一体化的教学特色，在全国高职高专医药类专业教学资源建设专家委员会指导下，《医学机能实验教程》一书顺利出版。本教材全面实施素质教育，按照德育为先、能力为重、全面发展的要求，以专业人才培养目标为依据，突破传统的学科教育对医学生技术应用能力培养的局限。在内容的选择、组织和撰写上，不拘泥于各课程之间的界限划分，体现了机能实验内容的有机融合，突出机能实验课程的实践性、科学性和综合性，着力培养学生职业道德、职业技能和就业创业能力。

　　本书由医学机能实验总论、基本技能实验、综合技能实验和计算机虚拟实验 4 大模块构成，其中基本技能实验和综合技能实验为主要实践内容，着重培养学生的动手能力、综合分析能力和团队合作能力。医学机能实验总论模块包括医学机能实验概述，实验常用的仪器、设备及器械，实验动物的基本知识和基本操作技术，以及实验设计的基本程序等内容，为学生学好本课程奠定知识基础。基本技能实验模块包含动物技能实验和人体机能实验 2 个项目，动物技能实验以系统为主线，将 3 门课程中的实验进行整合。综合技能实验模块使学生在学会基本操作后，综合 3 个课程的教学内容完成，既培养了学生的基本操作能力，又培养学生的综合操作能力、综合思维能力和团队合作能力。计算机虚拟实验模块依据各院校的实际情况确定项目，为学生预习实验和实验考核提供帮助。

　　本书实验报告书写格式中增加了"实验分工"和"实验改进建议"内容，有利于提高学生的学习兴趣和学习主动性，增强学生对实验的重视，促进学生自主创新能力的培养；实验评价的设计包括技能评价和素质评价 2 部分，素质评价包括沟通能力、合作能力、创新能力、自主学习能力和关爱生命等，使学生在完成实验时逐步培养护理职业岗位所需的能力和素质。各实验内容中的"实验操作流程"内容，借鉴了王庭槐教授编写的《生理学实验教程》中的方法：把实验的具体步骤浓缩成实验操作流程并用方框列出，便于学生直观地把握实验的要点。我们希望本书的出版和使用，对机能学实验教学改革和专业课程体系改革做出一定的贡献。

　　本书在编写大纲的确定和教材编写过程中得到了一些专家、教授的指导和帮助，各位编者在编写过程中也非常敬业认真，反复修改，但由于我们的学识水平和经验有限，教材中难免存在错误和不足之处，我们恳请使用本教材的老师和学生提出宝贵的意见和建议，以便再版修订时能够及时更正。在此，也向给予我们大力支持的行业专家和使用本教材并提出宝贵意见和建议的师生以及高等教育出版社表示衷心的感谢！

林佩璜

二〇一二年十二月

目 录

模块一 医学机能实验总论

模块二 基市技能实验

模块三　综合技能实验

模块四　计算机虚拟实验

模块一 医学机能实验总论

项目一　医学机能实验概述

任务一　医学机能实验的性质、任务

医学机能实验是研究机体正常的机能、疾病发生机制和药物作用规律的实验性学科。纵观医学发展史,医学机能实验是在生理学、病理生理学和药理学等课程理论的基础上交叉融合、深入发展,是医学教学改革的必然产物。只有在组建机能实验室、转变教学观念、创新教学模式、引进新技术、更新教学内容的基础上才能更好地推动医学机能实验的发展,从而提高医学实验教学水平。

医学机能实验的首要任务是通过基本技能实验,让学生深刻理解和掌握实验相关的理论知识和基本技能,培养学生的实践操作能力;此外,通过综合实验,培养学生独立思考、主动发现问题、解决问题、科学思维、探索创新与合作协调的能力。总之,医学机能实验学是学生学习和巩固医学基本理论的必不可少的途径。

任务二　医学机能实验课要求

开设医学机能实验课是新的课程体系建立的重要标志,它不仅对学生,更对教师提出了新的要求。

一、医学机能实验课对学生的要求

学生是教学活动的主体,所以要求学生在实验前要充分预习,熟悉相关课程的理论知识,掌握实验的目的,熟悉实验的方法步骤、实验的注意事项等。实验过程中同学之间要分工明确、相互协作,严格认真操作,仔细观察并记录。实验后联系理论,认真分析实验结果,学会独立思考,总结实验成败的经验和原因。

二、医学机能实验课对教师的要求

教师是教学活动的引导者,要求教师对相关的各个课程知识能融会贯通。同时,教师要不断充实自己,与时俱进,掌握最新的教学信息和理念。每一次实验课要认真负责,引导学生掌握实验方法,能举一反三,鼓励学生质疑,让学生表达自己的想法,积极付诸实践。

任务三 医学机能实验室守则

1. 学生需在课前 10 分钟进入实验室,不得迟到、早退或随意缺席,进实验室必须穿工作服。

2. 养成良好的学习习惯和工作作风,保持实验室安静,严禁在实验室内高声喧哗、打闹。

3. 爱护实验室设施。实验中严格按照实验步骤和方法进行。未经教师同意不得随意动用仪器或器械。切忌违规操作或粗暴使用精密仪器。应掌握正确开机、进入实验程序、启动记录、存储与输出、打印实验结果及关机等计算机操作技术,严禁在计算机上玩游戏、新建个人文件、随意启动其他程序,甚至损坏实验程序等与实验无关的活动。

4. 实验前认真清点实验器材,并做好借领手续,如有实验器械缺少或损坏,应及时向教师报告。如在实验过程中意外损坏了实验器械,应向教师报告说明,及时检修或更换,并填写损坏仪器登记表。未及时报告或故意损坏实验仪器、器械者,除照价赔偿外,学校将给予行政处罚。

5. 实验完成后,应及时关闭计算机,将器械清洗干净,摆放整齐,清点归还并填写贵重仪器使用情况表。离开实验室以前应安排值日小组做好实验室清洁,整理桌面物品,关闭总电源及稳压器开关、水开关、门窗等。最后请实验室教师检查验收后方能离开。

6. 养成节约的良好习惯,不得随意浪费动物标本、器材、药品和试剂。能重复利用的器材,如纱布、缝合针、试管、插管、针头等,应洗净再用。实验中不得图个人方便而随意移走公用物品。实验废物不得乱倒、乱扔,尤其强酸、强碱试剂、具有放射性的液体或污物,动物皮毛、组织器官、纸屑等不得倒入水槽内,应统一放置在指定地点。

任务四 实验报告的撰写

实验报告撰写是医学机能实验课的重要环节之一,是对实验的总结,是表达实验研究成果的一种形式。撰写实验报告是一项重要的基本技能训练,是学习写论文的基础。通过撰写实验报告,可以熟悉撰写科研论文的基本格式,学会绘图制表方法;学习如何应用有关理论知识和查阅相关文献资料,对实验资料进行整理,做出实验结果,并对实验结果进行分析讨论,从而加深理论理解;培养学生独立思考、综合分析、文字表达的能力以及严谨求实的科学作风。

自行操作的实验,每人均需要写实验报告。用统一的实验报告纸撰写,并交老师评阅。在报告纸上应注明姓名、专业、年级、班次、组别和日期。实验报告应在规定的时间内由学习委员收齐后,统一交给带课教师。无特殊原因,不得拖延。

一、实验报告撰写要求及内容

书写实验报告,文字力求简洁、通顺,字迹清楚、工整,按格式要求逐一书写。

1. 实验题目　一般将实验题目放在实验报告纸的第一行靠左或居中。实验题目要能够明确表达实验的内容。

2. 实验目的和原理　字数不宜繁多,一般用1~2句话阐明实验所要证实的论点或研究的内容即可。

3. 实验对象

(1) 人:注明性别、年龄、职业和健康状况。

(2) 动物:注明来源、种属、性别、年(周)龄和健康状况。

4. 实验药品和器材　可以简写或从略。

(1) 药品:注明中英文缩写、来源和批号剂量、施加途径与手段。

(2) 器材:所有的仪器应介绍齐全,包括名称、型号、规格和数量。

5. 实验步骤和方法　可以简写或从略。通常按时间顺序用序号列出每一步骤,说明实验方法、实验过程中的具体步骤。

6. 实验结果　实验过程中,要仔细、耐心地观察并以图表或文字形式记录每项实验出现的结果,若出现非预期的结果或异常现象也应如实记录。

7. 整理实验结果　实验结果是实验中最重要的部分,学生应根据实验记录写出实验报告,不可单凭记忆,否则容易发生错误或遗漏。整理实验结果,应注意以下几点。

(1) 凡属于测量性质的结果,如高低、长短、快慢、轻重、多少等,均应以正确的单位及数值定量地写出,不能简单笼统地加以描述,如心率的变化不能只写心率加快或减慢,而要写出心率加快或减慢的具体数值。

(2) 有曲线记录的实验,应尽量用原始曲线记录实验结果。在曲线上应有刺激记号、时间记号,并加以必要的标注或文字说明。

(3) 如因操作失误或实验动物发生意外未能完成所需观察的实验结果,应在实验报告中如实说明。

8. 讨论与分析　讨论应结合实验结果进行,宜简明扼要。应客观、深入地分析、解释所观察的实验结果和现象。如为预期结果,应结合理论知识进行其作用机制的阐述;如未达到预期结果,应找出可能原因,总结其经验教训。

9. 结论　放在实验讨论后,作为结尾完成。结论应以实验结果为依据,在讨论的基础上,概括、总结具有代表性的实验结果的论点或推论。即实验结论是从实验结果中归纳出的一般性、概念性的判断,也就是这一实验所能验证的概念、原则或理论的简明总结。

实验讨论和结论的书写是富有创造性的工作,应开动脑筋、积极思考、严肃认真地对待,不能盲目抄袭书本。同学间可适当开展讨论,以便加深对实验的理解。

二、撰写实验报告

医学机能实验报告格式见表 1-1-1,表 1-1-2。

表 1-1-1 医学机能实验报告(首页)

专业班级＿＿＿＿＿＿＿组别＿＿＿＿＿＿＿姓名＿＿＿＿＿＿＿学号＿＿＿＿＿＿＿

指导教师＿＿＿＿＿＿＿＿＿＿总成绩＿＿＿＿＿＿＿＿＿＿日期＿＿＿＿＿＿＿

实验项目任务	学　时	时　间	成　绩

表 1-1-2　医学机能实验报告格式

专业班级＿＿＿＿＿＿＿＿＿　组别＿＿＿＿＿＿＿　姓名＿＿＿＿＿＿＿＿　学号＿＿＿＿＿＿＿＿
指导教师＿＿＿＿＿＿＿＿＿＿＿＿　成绩＿＿＿＿＿＿＿＿＿＿＿＿　日期＿＿＿＿＿＿＿＿

实验项目任务：＿＿＿＿＿＿＿＿＿＿＿＿＿＿＿

【技能目标】

【知识目标】

【实验用品及对象】

【实验分工】

【实验步骤】

【实验结果】

【讨论与分析】

【实验结论】

【思考题】

【实验改进建议】

任务五　医学机能实验的评价

对学生医学机能实验的考核、评价见表 1-1-3。

表 1-1-3　学生考核评价表

评价内容	指标	分值（分）	成绩（实际得分）
技能评价	完成时间	5	
	动手能力	5	
	操作的准确性	10	
	结果的正确性	10	
	实验报告完成情况	20	
素质评价	出勤情况	10	
	合作沟通能力	10	
	自主学习能力	10	
	综合、创新能力	10	
	关爱生命	10	
总成绩			

项目二　医学机能实验常用的生理溶液、器械和实验系统介绍

任务一　常用的生理溶液及手术器械介绍

一、常用生理溶液的成分及用途

细胞的生命活动受到其内环境中的各种理化因素的影响,如各种离子、渗透压、pH、温度等。无论浸浴离体标本或给机体输液,均须使用接近于内环境的液体,以保证正常的生命活动,这类液体称为生理溶液。动物种类不同,其应用的生理溶液的成分也不同(表1-2-1)。

表1-2-1　常用生理溶液的成分

试剂名称及剂量	任氏液 用于两栖类	乐氏液 用于哺乳类	台氏液 用于哺乳类 (小肠)	生理盐水	
				用于两栖类	用于哺乳类
氯化钠(g)	6.50	9.00	8.00	6.50	9.00
氯化钾(g)	0.14	0.42	0.20	—	—
氯化钙(g)	0.12	0.24	0.20	—	—
碳酸氢钠(g)	0.20	0.1~0.3	1.00	—	—
磷酸二氢钠(g)	0.01	—	0.05	—	—
氯化镁(g)	—	—	0.10	—	—
葡萄糖(g)	2.0(可不加)	1~2.5	1.00	—	—
蒸馏水加至(mL)	1 000	1 000	1 000	1 000	1 000

在配制生理溶液的过程中应注意:① 蒸馏水要新鲜,不得贮存过久。② 配制时要用无水氯化钙;若含有碳酸氢钠或磷酸二氢钠,则必须充分稀释后再加入已经溶解好的氯化钙,以免产生混浊和沉淀。

二、常用手术器械介绍

在机能实验中所使用的手术器械,基本上与人体外科手术器械相同。但也有些外科器械是做动物手术时专用的。常用的手术器械简介如下。

1. 手术刀　主要用于切开和解剖组织。可根据手术部位与性质,更换大小不同

的刀片。手术刀片有圆、尖、弯刃及大、小、长、短之分。手术刀柄也有大小及长短之分。另有一类手术刀柄与刀片连在一起,也有圆刃、尖头及眼科手术刀(柳叶刀)之分。常用的执刀方法有 2 种。

(1) 执弓式:为最常用的一种执刀方式,动作范围广而灵活,用于腹部、颈部或股部的皮肤切口(图 1-2-1)。

(2) 执笔式:用于切割短小的切口,用力轻柔而操作精确。如解剖血管、神经,做腹膜小切口等(图 1-2-2)。

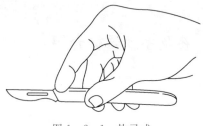
图 1-2-1　执弓式

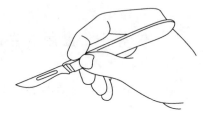
图 1-2-2　执笔式

2. 剪刀

(1) 手术剪:主要用于剪皮肤或肌肉等软组织。此外也可用来分离组织,即利用剪刀的尖端插入组织间隙,分离无大血管的结缔组织等。手术剪分尖头剪和钝头剪,其尖端有直、弯之别。另外还有一种小型手术剪,叫眼科剪,主要用于剪血管或神经等柔软组织,眼科剪也有直头与弯头之分,正确的执剪姿势即用拇指与环指持剪,示指置于手术剪上方(图 1-2-3)。

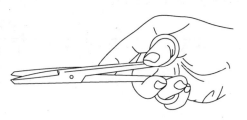
图 1-2-3　持手术剪的姿势

(2) 粗剪刀:用于蛙类实验中剪除骨、肌肉和皮肤等粗硬组织。

3. 手术镊　主要用于夹住或提起组织,以便于剥离、剪断或缝合。手术镊分有齿和无齿两种,并且长短不一。有齿镊用于夹持较坚韧的组织,如皮肤、筋膜、肌腱等。无齿镊用于夹持软脆弱的组织,如血管、神经、黏膜等。正确的执镊方法即以拇指对示指和中指,轻、稳和用力适当地把持器械(图 1-2-4)。

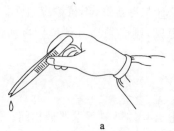
a

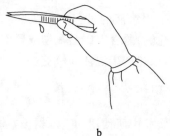
b

图 1-2-4　持镊法
a. 正确持镊;b. 错误持镊

4. 血管钳(止血钳)　主要用于钳夹血管或出血点,以达到止血的目的。也用于分离组织,牵引缝线,把持和拔出缝针等。执血管钳的姿势与执手术剪姿势相同。开放血管钳的手法是:利用右手已套入血管钳环口的拇指与环指相对挤压,继而以旋转的动作开放血管钳。

血管钳按手术所需分直、弯、有齿、长柄、无损伤以及大、中、小等各种类型。直血管钳用于手术部位浅部或皮下止血;弯血管钳用于较深部止血;蚊式血管钳用于精确止血和分离组织。

5. 骨钳　打开颅腔和骨髓腔时用于咬切骨质。

6. 颅骨钻　用于开颅时钻孔。

7. 金属探针　专门用来毁坏蛙类脑和脊髓的器械,由针柄和针部组成。

8. 玻璃解剖针　专用于分离神经与血管等组织。有直头与弯头,尖端圆滑。

9. 蛙心夹　一端夹住心尖,另一端借缚线连于杠杆,以进行心脏活动的描记。

10. 蛙板　用于固定蛙类,可用大头针将蛙腿钉在板上,以便进行实验。

11. 动脉夹　用于阻断动脉血流。

12. 气管插管　急性动物实验时插入气管,以保证呼吸畅通。

13. 血管插管　动脉插管在急性动物实验时插入动脉。在哺乳类动物实验中,另一端接压力换能器,记录血压,插管腔内不可有气泡,以免影响结果;静脉插管还可用于向动物体内注射药物和溶液。

各种手术器械使用结束后,都应及时清洗。齿间及轴节间的血迹和污物用小刷在水中擦洗,后用干布擦干,忌用火焰烘干或作重击用,以免镀镍层剥脱生锈。久置不用的金属器械还需擦油剂加以保护。

任务二　常用生物机能实验系统介绍(RM6240、BL－420)

一、RM6240 生物信号采集系统的使用

(一) 系统简介

1. 采用 Windows 中文图形界面,操作简便易学,可将图形或实验数据导入文档中。

2. 系统功能更强大与灵活,可处理多种生理信号,具有实时显示、记录、分析、处理、打印等多种功能。

(二) 软件的使用

先开外置仪器,双击桌面图标进入"实验系统",点击"开始记录",否则系统无法对图形进行实时存储,实验结束后就无法进行数据分析。

1. 系统工作的 3 个环境

(1) 示波环境:可以调节各种实验参数,不进行存盘。

(2) 记录环境:以临时文件形式将信号实时存储到硬盘。

（3）分析环境：可对记录的波形进行测量、分析、编辑、打印。

2．界面　主要包括菜单栏、工具栏、监视参数区、信号显示区、控制参数区（图1-2-5）。

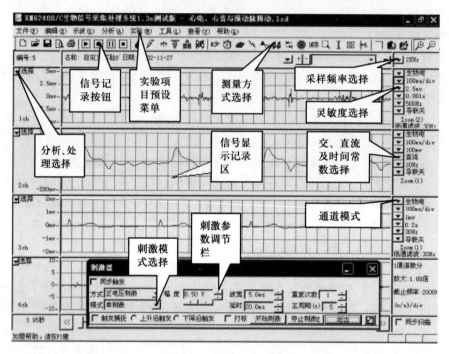

图1-2-5　RM6240生物信号采集系统软件窗口界面

3．菜单说明

（1）文件："文件"菜单主要包括新建、打开、保存和打印模式设置。

（2）编辑："编辑"菜单主要是便于在通道中直接对波形（数据）进行剪切，可直接剪除不需要的波形，亦可以选取需要的波形剪接保存。

（3）示波："示波"菜单包括开始示波、开始记录、暂停记录、停止记录。

（4）分析："分析"菜单可以通过"药理分析工具箱"、"刺激强度-时间关系分析"进行数据分析统计、实验数据反演、鼠标捕捉和区域测量等。

（5）实验：在"实验"菜单中，系统预设了许多实验项目的参数，实验时只要选择相应的项目即可进行实验，也可以根据实际情况对参数稍加调整。

（6）工具："工具"菜单主要包括纵向缩放、横向缩放、浏览视图、网格切换和选项等界面工具操作。

（7）查看："查看"菜单可查看界面中的各种状态和参数。

（8）帮助："帮助"菜单可为使用的程序提供帮助，如查找相关实验项目参数。

（9）标记框："标记框"菜单包括标记方式选择、添加标记、删除标记、标记词组选择和打标记等。

（10）刺激器：需要对实验对象进行刺激时，可打开刺激器，选择刺激方式，调节参数，设置后点击"刺激"按钮，刺激器就会按设定的刺激方式和参数输出刺激脉冲。

4. 作业　记录一段波形,打标记,经图形编辑后以 Word 格式保存并将其打印出来。

二、BL - 420 生物信号采集系统的使用

(一) 系统简介

1. 采用 Windows 中文图形界面,实现全图形化界面操作。

2. 具有记录仪、示波器、放大器、刺激器和心电图仪等仪器的全部功能,还可以进行数据分析。

(二) 软件的使用

打开仪器电源,双击实验系统图标启动软件,选择实验项目,输入相关的实验参数,开始实验记录(启动该软件后系统的默认状态是记录状态)。

1. 系统运行环境

(1) 记录环境:实验开始后系统自动将信号生成的图形实时存储到硬盘。

(2) 分析环境:可对记录的波形进行测量、分析、编辑、打印。

2. 界面　主要包括菜单栏、工具栏、监视参数区、信号显示区和控制参数区(图1-2-6)。

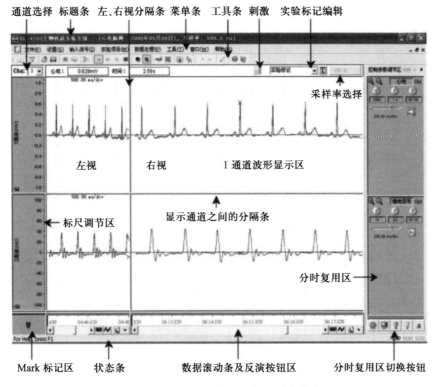

图1-2-6　BL-420 生物信号采集系统软件窗口界面

3. 菜单说明

(1) 文件:"文件"菜单中包含有打开、打开配置、另存为、保存、保存配置、打印、打印模式设置等。

（2）设置："设置"菜单中包括工具条、状态栏、实验标题、实验人员、实验相关数据、记滴时间、光标类型和定标等。

（3）输入信号：点击"输入信号"，在弹出的下拉式菜单中选择相应通道所需的输入信号。

（4）实验项目：点击"实验项目"，在弹出框中选择所需实验项目。

（5）数据处理：数据处理菜单中包括有记滴趋势图、t 检验、心肌细胞动作电位测量等。

4. 图形的剪辑、保存　数据剪辑是对一段或多段原始实验波形进行剪接，保留有效波形。具体操作：在整个反演数据中查找需要的波形，在通道中选择所要剪辑的一段区间，单击工具条上的"数据剪辑"命令按钮，完成一段波形的剪辑，对其他区间重复上述操作即可，点击"文件"菜单中的"保存"，保存实验结果，打印实验结果。

任务三　换能器的使用

换能器又称传感器，是将非电生理信号转换成电信号以便于系统地处理和测量的实验装置。换能器的种类很多，原理、性质各不相同。主要有压力换能器、肌张力换能器、呼吸流量换能器、呼吸换能器、脉搏换能器、心音换能器、体温换能器、胃肠运动换能器和握力换能器等。这里主要讲述比较常用的肌张力换能器和压力换能器。

一、肌张力换能器

肌张力换能器是将机械能转换成电能的机-电换能器（图 1-2-7），常用于测量肌张力、呼吸运动等生理信号，根据量程不同又可以分为 0～10 g、0～30 g、0～50 g、0～100 g 等几种型号。

使用方法：

1. 应根据负荷大小选择相应型号的换能器，以免超过负荷损坏换能器。

2. 使用时将接口与生物信号采集系统相连，另一端与被测对象相连，保持适当的张力后固定于铁架台上，调零定标。

3. 在连接换能器时切忌使用暴力，使用过程中要防止液体进入换能器。

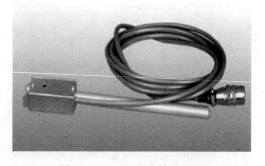

图 1-2-7　肌张力换能器

二、压力换能器

压力换能器是实验中比较常用的换能器（图 1-2-8），主要用于测量动物的动脉血压和静脉血压，还可以用于胸膜腔负压的测量等。

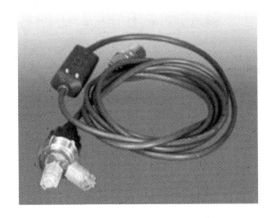

图 1 - 2 - 8　压力换能器

使用方法：

1. 将换能器接口与生物信号采集系统相连，另一端与动脉插管相连。

2. 向动脉插管里注满肝素-生理盐水，并排空换能器腔内和动脉插管内的气泡。

3. 行脉管插管术固定插管时要用力适度，以免插管压瘪，影响实验结果。

4. 实验结束后要彻底清洗换能器，并保持换能器腔与大气相通。

任务四　恒温浴槽的使用

恒温浴槽主要用于平滑肌的医学机能实验，通过调节和维持实验环境的温度，保证离体标本的生理活性。下面以 HW - 400TH 型恒温浴槽（图 1 - 2 - 9）为例对其使用方法做一简单介绍。

1. 将恒温浴槽的排液口和排水口关闭，分别加药液、清水至建议水位线。

2. 按下加液开关，将营养液从预热桶转移到实验药桶。

3. 确保电源线连接良好，地线接地后打开电源开关。

4. 此时数码管和加热指示灯快速闪烁，表明系统还没有处于加热状态，当再次确认装置内已加水后，轻按温度设定旋钮，设定实验温度。此时系统处于加热状态。

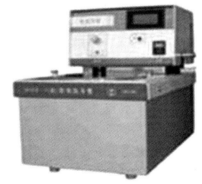

图 1 - 2 - 9　HW - 400TH 型恒温浴槽

5. 调节气量调节阀门，保证在加热过程中有较大气泡对药液进行搅拌。

6. 温度到达设定值后在实验药桶中放入标本。

项目三 实验动物的基本知识和基本操作技术

任务一 常用实验动物的选择与应用

一、选择实验动物的基本原则

1. 尽量选择与人体结构、功能、代谢及疾病特征相似的动物。
2. 选用的实验动物在解剖、生理特点等方面符合实验目的的要求。
3. 根据人与实验动物对同一刺激的反应差异,选用有明显反应的动物。
4. 选用健康的实验动物。
5. 选用最易获得、最经济,便于操作和管理的实验动物。

二、常用实验动物的特点与应用

机能实验室常用的实验动物有蛙、蟾蜍、家兔和小鼠等。在实验中根据实验目的和要求选择相应的实验动物。不同实验动物的特点各不相同,因此需选用能较好复制病理模型及反映实验药物的选择性作用的动物,并符合节约原则。现简单介绍常用实验动物的特点及其在实验中的应用。

1. 蛙和蟾蜍 蛙和蟾蜍的心脏离体后能较持久、节律的搏动,故蛙和蟾蜍常用于制备体外心脏标本,常用于观察药物对心脏的作用。蛙和蟾蜍的体型小,神经肌肉标本易于制备,其腓肠肌和坐骨神经是研究外周神经、运动终板等生理功能的理想材料,且价格低廉,易于获得。

2. 家兔 性情温顺、安静,其耳缘静脉便于注射给药及采血,在医学机能实验中较常使用。家兔颈部有减压神经独立分支,纵隔由两层纵隔膜组成,将胸腔分为左右两部分,互不相通,适用于急性心血管实验及呼吸实验;家兔的肠管长、壁薄,对儿茶酚胺类药物的反应灵敏,可进行小肠平滑肌的生理特性的观察;也可用于卵巢、胰岛等内分泌实验。

3. 小鼠 便于人工繁殖和饲养,价格低廉,适用于动物需要量较大的实验。

4. 大鼠 其垂体、肾上腺系统较发达,应激反应灵敏,适用于内分泌研究;也可用大鼠进行胆管插管收集胆汁,或从胸导管采集淋巴液等;还可用于高级神经活动的实验。

5. 猫 其循环系统发达,血压稳定,适用于循环功能的急性实验;猫的大脑和小脑发达,其头盖骨和脑的形态固定,常用来做去大脑僵直、姿势反射等神经生理学实验。

任务二 常用实验动物的编号法、捉持法与给药法

一、常用实验动物的编号法

常用的实验动物编号标记法有染色法、耳缘打孔法或剪孔法、烙印法和号牌法等。

1. 染色法 这种标记方法在实验室最常使用,也很方便。经常应用的涂染化学药品有:涂染红色用 0.5% 中性红或品红溶液;涂染黄色用 3%~5% 苦味酸溶液;涂染黑色用煤焦油的乙醇溶液;涂染咖啡色用 2% 硝酸银溶液。标记时用毛笔或棉签蘸取上述溶液,在动物体的不同部位涂上斑点,以示不同号码。编号的原则是:先左后右,从上到下。一般把涂在左前腿上的计为 1 号,左侧腹部计为 2 号,左后腿计为 3 号,头顶部计为 4 号,腰背部计为 5 号,尾基部计为 6 号,右前腿计为 7 号,右侧腰部计为 8 号,右后腿计为 9 号。若动物编号超过 10 或更大数字时,可使用上述 2 种不同颜色的溶液,即把一种颜色作为个位数,另一种颜色作为十位数,这种交互使用可编到 99 号(图 1-3-1)。该方法对于实验周期短的实验动物较合适,对于哺乳期的子畜不适合,因染料易退、母畜会咬死子畜或舔掉染料。

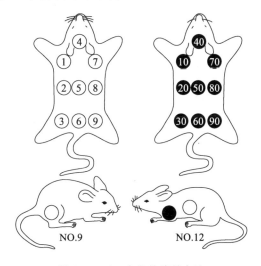

图 1-3-1 小鼠的编号方法

2. 耳缘打孔法或剪孔法 可用打孔机在兔耳一定位置打一小孔来表示一定的号码。如用剪子剪缺口,应在剪后用滑石粉捻一下,以免愈合后看不出来(图 1-3-2)。该法可以编号 1~9 999 号,此种方法常在饲养大量动物时作为终身号采用。

3. 烙印法 用刺数钳在动物耳上刺上号码,然后用棉签蘸着溶于乙醇中的黑墨在刺号上加以涂抹,烙印前最好对烙印部位预先用乙醇消毒。

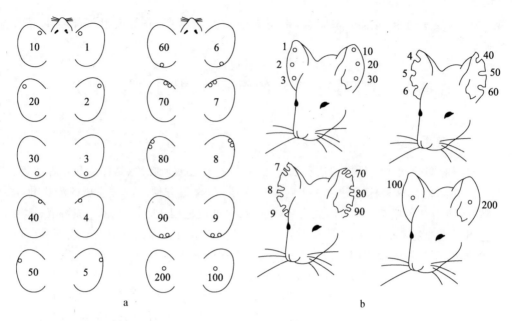

图 1 - 3 - 2　耳缘剪孔法

4. 号牌法　用金属制的牌号固定于实验动物的耳上。大动物可将号码烙压在圆形或方形金属牌上（最好用铝或不锈钢，可长期使用不生锈），或将号码按实验分组编号烙在拴动物颈部的皮带上，将此颈圈固定在动物颈部。该法适用于狗等大型动物。

二、常用实验动物的捉持法和给药法

(一) 小白鼠的捉持和给药方法

1. 捉持方法　右手提起鼠尾，放在粗糙物（如鼠笼）上面，轻向后拉其尾；此时小鼠前肢抓住粗糙面不动；用左手拇指和示指捏住双耳及头部皮肤，环指、小指和掌心夹其背部皮肤及尾部，便可将小鼠完全固定。腾出右手，可以给药。

此外，也可单手捉持，难度较大，但速度快。先用拇指和示指抓住小鼠尾巴，用小指、环指和手掌压住尾根部，再用腾出的拇指、示指及中指抓住鼠双耳及头部皮肤固定（图 1 - 3 - 3）。

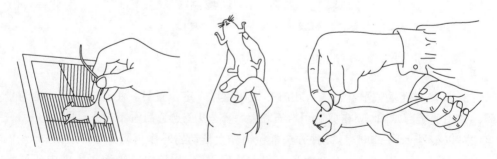

图 1 - 3 - 3　小白鼠的捉持法

2. 给药方法

（1）灌胃法：小鼠固定后，使腹部朝上，颈部拉直，右手用带灌胃针头的注射器吸取药液（或事先将药液吸好），将针头从口角入口腔，再从舌背沿上腭进入食管。若遇阻力，应退出后再插，切不可用力过猛，防止损伤或误入气管导致动物死亡（图1-3-4）。灌胃量一般不超过0.25 mL/10 g。

（2）腹腔注射法：抓鼠方法同上，左手固定小鼠，使腹部朝上，鼠头略低于尾部，右手持注射器（5～6号针头），从耻骨联合上靠近腹白线的两侧向头端以30°刺入腹腔皮肤（应避开膀胱），然后刺入皮下2～3 mm，再穿过腹肌进入腹腔，以防药液外漏。针头刺入部位不宜太高太深，以免刺破内脏（图1-3-5）。当针尖穿过腹肌进入腹腔后抵抗感消失。固定针头，保持针尖不动，回抽针栓，如无回血、肠液和尿液后即可注射药液。注射量一般为（0.1～0.25）mL/10 g。

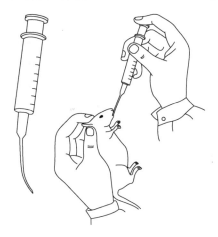 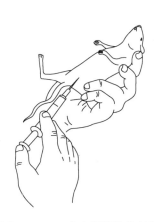

图1-3-4　小白鼠灌胃法　　　　图1-3-5　小白鼠腹腔注射法

（3）皮下注射法：选项背或大腿内侧的皮肤。一般2人合作，操作时，常规消毒注射部位皮肤，然后一人左手抓住小鼠头部皮肤，右手拉住鼠尾；另一人左手提起背部皮肤，右手持住注射器（5～6号针头）（图1-3-6）。若一人操作，左手小指和手掌夹住鼠尾，拇指和示指提起背部皮肤，右手持注射器给药。注射针头取钝角角度刺入皮下，把针头轻轻向左右摆动，易摆动则表示已刺入皮下，轻轻抽吸，如无回血，可缓慢地将药物注入皮下。拔针时左手拇、示指捏住进针部位片刻，以防止药物外漏。一般用量为（0.05～0.25）mL/10 g。

（4）肌内注射法：2人合作时，一人抓鼠方法同上，另一人左手拉直一侧后肢，右手持注射器，注射部位多选后腿上部外侧（5～6号针头）。一人操作时，抓鼠方法类似腹腔注射，只是药液注射在肌肉内。每腿的注射量不宜超过0.1 mL。

（5）尾静脉注射法：将小鼠置于小鼠固定器，使鼠尾外露，并用乙醇或二甲苯棉球涂擦，或插入40～50℃温水中浸泡片刻，使尾部血管扩张。左手拉尾，选择扩张最明显的血管；右手持注射器（4～5号针头），将针头刺入血管，缓慢给药。如推注有阻力而且局部变白,说明针头不在血管内,应重新穿刺。穿刺时宜从近尾尖部 1/3 处静脉开始,以便重复向上移位注射(图 1-3-7)。一般用药量为(0.1~0.2)mL/10 g,不宜超过 0.5 mL/10 g。

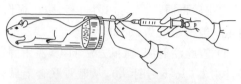

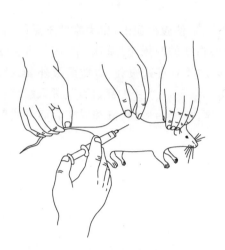

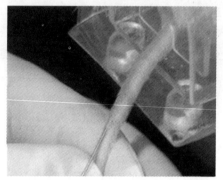

图 1-3-6　小白鼠皮下注射法　　　　图 1-3-7　尾静脉注射法

(二)家兔的捉持和给药方法

1. 捉持方法　一般一手抓住兔颈背部皮肤,将其提起,另一手托住臀部成坐位姿态。不要抓两耳,以防兔挣扎(图 1-3-8)。

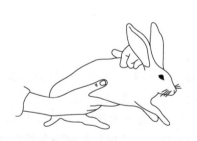
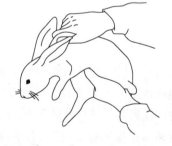

图 1-3-8　家兔的捉持法

2. 给药方法

(1)耳缘静脉注射法:一人操作时,将兔放入固定箱或实验台上,选好耳缘静脉(在耳背的下缘),拔除局部的毛,用乙醇棉球涂擦,并用示指轻弹耳壳,使血管扩张。用左手的示指和中指夹住耳根部,拇指和环指夹住耳尖部拉直,使兔耳固定,右手将抽好药液的注射器(6~7 号针头)沿耳缘静脉末梢端刺入血管,用左手拇指和示指使针头和兔耳固定,将药液推入。如针头在血管内,推注轻松,并可见血液被药液冲走;如不在血管内,则推注有阻力,耳局部变白或肿胀,应立即拔除重新注射。注射完毕,应先用手指或棉球压在针眼上,再拔出针头,并继续按压片刻,防止出血。2 人操作时,一人固定兔子,用手暴露血管,压住耳根部使血管充盈,另一人注射给药(图1-3-9)。

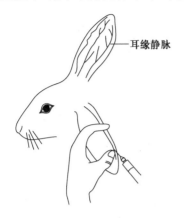

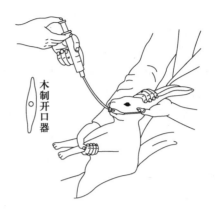

图1-3-9 家兔耳缘静脉注射法　　　　图1-3-10 家兔灌胃法

(2)灌胃法:用兔固定箱,可一人操作,右手将开口器固定于兔口中,舌压在开口器下面,左手将导尿管经开口器中央小孔插入。兔灌胃法也可2人合作,一人取坐位,腿上垫好围裙,双腿夹住兔身,左手固定兔耳,右手抓住前肢;另一人将开口器从嘴角插入口腔,压在舌上,并向后翻转几下,使兔舌伸直。取8号导尿管由开口器中部的小孔插入食管约15 cm。如插入气管,兔子则剧烈挣扎、呼吸困难。也可将导尿管外端浸入水中,不见气泡则表示插在胃中。插好后,把注射器接在导尿管上,将药液推入。再注入少量空气,使导尿管中所有药液进入胃内。灌完药液后,先慢慢抽出导尿管,再取出开口器(图1-3-10)。一般用药量为5~20 mL/kg。

(3)腹腔、肌内、皮下注射法:基本同小白鼠,只是针头可稍大(6~7号),给药量可稍多,一般腹腔注射药量为(1~5)mL/kg,肌内注射、皮下注射药量为(0.5~1)mL/kg。

(4)眼结合膜内给药法:将兔固定在兔箱内,左手拇指和示指拉开兔下眼睑成杯状,中指压住眼内眦,以防药液由鼻泪管流入鼻腔内而被吸收。滴入药液1~2滴,将下眼睑向上合拢,使眼球充分接触药液。约1 min后将手放开,让药液自然流出(图1-3-11)。

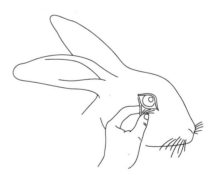

图1-3-11 家兔眼结合膜内给药法

(三)大白鼠的捉持和给药方法

1. 捉持方法　大白鼠比小白鼠攻击性强,不要突然袭击去抓它,以免被咬伤。捉持前先戴上手套,右手夹住尾巴,放在粗糙面上;左手拇指和示指捏住颈及前颈部,其余3指握住整个身体。用力适当,过松容易挣脱而被咬伤,用力过大会使其窒息死亡。

2. 给药方法　类似于小白鼠,只是工具和用药量稍大,静脉给药除尾静脉注射外,还可舌下静脉给药。

（四）豚鼠的捉持和给药方法

1. 捉持方法　豚鼠性情温和，可直接用左手抓住身体即可，或以左手抓住其头颈部，右手抓住两后肢。

2. 给药方法　皮下、肌内及腹腔注射方法与小白鼠类似，只是用药量稍大。灌胃方法与兔类似。耳静脉注射方法与兔相似，还可选后脚掌外侧静脉、外颈部静脉注射或股静脉切开注射。做后脚掌外侧静脉注射时，一人捉豚鼠并固定一条后腿，另一人剪去注射部位的毛，用乙醇棉球涂擦后脚掌外侧的皮肤，使血管显露。再将连在注射器上的小儿头皮静脉输液针头刺入血管。做外颈静脉注射时需先剪去一点皮肤，使血管暴露，然后将针头刺入。豚鼠的静脉管壁比较脆弱，操作时需特别小心。

（五）蛙和蟾蜍的捉持法

用左手将动物贴紧在手掌中，并以左手中指、环指、小指压住其左腹侧和后肢，拇指和示指分别压住左、右前肢，右手进行操作。根据实验需要，可用蛙脚钉，采取卧位或仰卧位固定在蛙板上。抓取蟾蜍时，禁忌挤压两侧耳部毒腺，以免毒液射入眼中（图 1-3-12）。

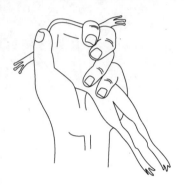

图 1-3-12　蟾蜍捉持法

任务三　常用实验动物的麻醉与固定

在急慢性动物实验中，手术前均应将动物麻醉，以减轻或消除动物的痛苦，保持动物处于安静状态。

一、常用实验动物麻醉药

（一）挥发性麻醉药

常用药物为乙醚。乙醚为无色易挥发的液体，有特殊的刺激性气味，易燃易爆，应用时应远离火源。乙醚可用于多种动物的麻醉，麻醉时对动物的呼吸、血压无明显影响。麻醉速度快，维持时间短，更适合于时间短的手术和实验，如去大脑僵直、小脑损毁实验等，也可用于凶猛动物的诱导麻醉。

（二）非挥发性麻醉药

常用药物有 2 种。

1. 氨基甲酸乙酯（又称乌拉坦）　易溶解于水，在水溶液中稳定，一般配制成 20%～25% 水溶液，常用于兔、狗、猫、大白鼠、豚鼠的麻醉，可静脉注射和腹腔注射。一次给药后麻醉持续时间 2～4 h 或更长，麻醉速度快，麻醉过程平稳，麻醉时对动物呼吸、循环无明显影响。但动物苏醒很慢，仅适用于急性动物实验。

2. 戊巴比妥钠　易溶解于水，其水溶液较稳定，但久置后易析出结晶，稍加碱性溶液可防止结晶析出。根据实验动物不同，可配制 1%～3% 水溶液，由静脉或腹腔注射,一次给药后麻醉维持时间 2～4 h,一次补充量不宜超过原药量的 1/5。

（三）局部麻醉药

常用药物为普鲁卡因、利多卡因或丁卡因。普鲁卡因和利多卡因可于局部注射使用,丁卡因仅用于局部表面滴药或表面涂抹麻醉。

二、常用麻醉药的用量

在机能学实验中,常用的麻醉药、剂量和用法等归纳如表 1－3－1。

表 1－3－1　常用注射麻醉药的剂量和用法

药物	动物	给药途径	溶液浓度(%)	剂量	麻醉持续时间
戊巴比妥钠	狗	静脉注射	3	1 mL/kg	2～4 h
	兔	静脉注射	2.5	1 mL/kg	2～4 h
	大鼠	腹腔注射	1	0.3～0.4 mL/100 g	2～4 h
氨基甲酸乙酯(乌拉坦)	兔	静脉注射	20	4 mL/kg	2～4 h
	大鼠,豚鼠	腹腔注射	10	1.5 mL/100 g	2～4 h
氯胺酮	狗,兔	静脉或肌内注射	1	0.3～0.5 mL/kg	30 min
	大鼠,豚鼠	腹腔注射	1	0.8 mL/100 g	30 min

三、常用实验动物麻醉法

1. 吸入麻醉法　麻醉用药通常为乙醚。吸入麻醉法可分为开放法和封闭法两种。开放法是用脱脂棉浸润乙醚后放入小烧杯内,将小烧杯开口罩于动物口鼻处,让其吸入。封闭法则是将浸有乙醚的棉球先行放入一封闭容器中,再将动物置于其中让其吸入。两种方法均应密切注意动物反应,特别是观察其呼吸情况,掌握麻醉深度,随时调整麻醉。麻醉不宜过浅或过深,过浅不利于实验的进行,过深则易引起动物死亡。

吸入乙醚麻醉时应注意:① 乙醚吸入麻醉中常刺激呼吸道黏膜而产生大量分泌物,易造成呼吸道阻塞,可在麻醉前 30 min 皮下注射阿托品(0.1 mL/kg),以减少分泌物的产生。② 乙醚吸入过程中动物挣扎导致呼吸变化较大,乙醚吸入量及速度不易掌握,应密切注意动物反应,以防吸入过多。

2. 注射麻醉法　麻醉用药通常为乌拉坦或戊巴比妥钠。常用注射麻醉有静脉麻醉和腹腔麻醉。静脉麻醉常用兔耳缘静脉途径。静脉注射麻醉时,一般应将计算用药总量的 1/3 快速注入(但也不宜过快),这样可使动物迅速度过兴奋期,且节约时间,其余 2/3 应缓慢注射,以防麻醉过度。静脉注射过程中,必须密切观察动物的状态,特别是呼吸频率和节律,如呼吸过度减慢或不规则,应暂停或减慢注射,并随时检查动物肌张力和对夹捏肢体皮肤的反应,以判断麻醉深度,直至达到理想麻醉状态。理想麻醉状态的指标包括:动物失去知觉、呼吸深慢平稳、角膜反射消失或极其迟钝、全身肌肉松弛、对夹捏肢体末端的挣扎反应消失或极其迟钝。腹腔麻醉主要用于小动物实验,如小鼠、豚鼠等,有时也用于犬的麻醉,一般将计算麻醉剂量一次性注入。

注射麻醉时应注意:① 手术者必须密切观察动物的呼吸,根据呼吸变化随时改变注射药物的速度。② 如用药量已达计算用药总量而动物仍然呼吸急促,夹捏肢体皮肤的反应明显,可继续缓慢加注麻醉药,直到麻醉满意。③ 如动物呼吸停止,应立即抢救,一般施以人工呼吸(使用动物人工呼吸机或用双手抓握动物的胸腹部,使其呼气,然后快速放开,使其吸气,频率约每秒 1 次)或小剂量尼可刹米(可拉明)肌内注射。④ 在寒冷条件下麻醉动物常出现体温下降,应注意保温。

3. 局部麻醉法　局部麻醉通常用 1％普鲁卡因溶液。某些情况下只需局部麻醉时可采用此法。如需动物在清醒状态下进行局部实验时,一般采用在手术部位做皮内注射和皮下组织浸润注射。

四、常用实验动物的固定

为方便实验手术操作和结果记录,一般应将麻醉动物固定于手术台上。固定动物的方法和姿势依实验内容而定。仰卧位固定是机能实验中最常用的固定姿势,适合于颈部、胸部、腹部和股部的实验。固定方法是将动物仰卧,用细绳一端钩住动物上门牙,另一端稍加牵引系在手术台前端的铁柱上,以固定头部。四肢的固定方法是先用 4 根绳子分别打活结套在动物的四肢腕、踝关节近端并稍拉紧,另一端缚于手术台两侧。俯卧位固定适合于颅脑和脊髓实验,用同样的方法固定四肢,头部可根据实验要求固定于立体定位仪、马蹄形头固定器,或用细绳钩住上门牙,系缚于手术台前端的铁柱上。

动物固定后,应剪去手术部位皮肤的毛,暴露皮肤。剪毛宜用弯头剪刀或家庭用粗剪刀,不能用组织剪,更不能用眼科剪。剪毛范围应大于皮肤切口(具体部位及范围由拟定皮肤切口部位和大小而定)。为避免剪伤皮肤,实验者可用左手拇指和示指绷紧皮肤,右手持剪刀平贴皮肤,逆着毛的方向剪毛,并随时将剪下的毛放入指定容器中,以防毛进入仪器或污染实验环境。剪毛后可用湿纱布擦拭局部,保持局部视野清洁。

任务四　常用实验动物家兔的手术操作技术

【技能目标】

掌握机能实验常用手术方法,为后续的动物实验奠定基础,培养学生动手能力。

【实验原理】

机能实验是一门实验性科学,机能实验的知识主要是通过实验获得。动物实验是机能实验研究的主要方法,动物实验的成败,很大程度上取决于手术准备的过程。

【实验用品】

哺乳类动物常用手术器械一套。

【实验对象】

家兔。

实验操作流程:
1. 家兔的麻醉与固定。
2. 颈部手术。
3. 腹部手术。
4. 股部手术。
5. 胸部手术。

【操作步骤】

1. 家兔的麻醉与固定　动物称重后,按 4 mL/kg 剂量由兔耳缘静脉缓慢注入 20％氨基甲酸乙酯将其麻醉。注射过程中应注意观察动物的肌张力、呼吸、心搏、瞳孔大小、角膜反射等,以免麻醉过深。麻醉效果的判定以兔的呼吸平稳深慢、角膜反射迟钝或消失、肢体肌肉松弛、皮肤夹捏反射消失等说明麻醉适宜。将麻醉好的动物背位固定于手术台上,头部用兔头固定夹固定(实验中常用棉线将兔的门牙固定于手术台上的柱子上),颈部必须放正拉平。麻醉完毕可用动脉夹将针头固定于耳缘静脉内,以方便实验过程中多次注射使用(为防止出血,可在针头内插一针灸用的毫针)。

2. 颈部手术

(1)气管插管术:剪去颈部的兔毛,沿正中线作一长 5～7 cm 的切口,用止血钳纵向分离皮下组织和浅层肌肉,暴露出气管,分离气管并在气管下穿一条粗丝线,用手术剪在甲状软骨下约第 3 或第 4 环状软骨水平气管壁上做一倒"T"形切口,向心脏方向插入气管插管,并将线结扎固定在气管插管的分叉上以防滑脱。

(2)分离颈部的主要血管和神经:用左手拇指和示指捏住切口侧的皮肤和肌肉,其余 3 指从皮肤外面略向上顶,便可暴露出与颈总动脉平行的神经束,该神经束内包含有迷走神经、交感神经和减压神经(降压神经)。先仔细辨认 3 条神经的走向和粗细,其中迷走神经最粗,减压神经最细(如毛发粗细),并常与交感神经紧贴在一起,交感神经比较细。在神经分离过程中,一般常先分离右侧颈部减压神经,其后分离交感神经和迷走神经,最后分离颈总动脉。颈总动脉和每条神经均分离 2～3 cm 长,根据需要在其下方穿线备用,然后顺序分离左侧神经和血管并穿线备用。左颈总动脉尽可能向远心端分离,因实验中常使用左颈总动脉插管测量血压,右侧神经作刺激用,左侧神经作为备用。兔颈部血管及神经关系见图 1－3－13。

(3)颈总动脉插管术:一般在左侧颈总动脉下穿双线,先结扎其远心端,近心端夹一动脉夹,结扎处与动脉夹之间的距离应达到 3 cm 左右。然后在远离动脉夹 2 cm 左右提起丝线,用眼科剪在近结扎处作一斜形切口,将准备好的已注满肝素的动脉插管由切口向心脏方向插入动脉,用线将动脉与插管扎紧,并向两侧绕至插管的橡皮管上缚紧或在插管的侧管上缚紧,也可将结扎线固定在插管的胶布上以防止滑脱。注意插好后应保持插管与动脉的方向一致,避免插管口将动脉壁刺破。缓慢放开动脉夹,可见血液冲入动脉插管,此时压力换能器输出信号显示在计算机上(或可见汞检测计中汞波动)。

(4)颈外静脉插管术:将兔麻醉背位固定于手术台上,钝性分离颈外静脉并穿 2

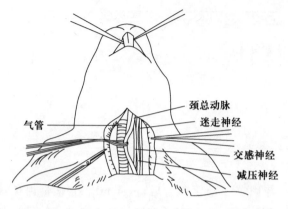

气管　　　　　　　　　　颈总动脉
　　　　　　　　　　　　迷走神经
　　　　　　　　　　　　交感神经
　　　　　　　　　　　　减压神经

图 1-3-13　兔颈部血管及神经关系

条线备用。取长短适宜的静脉插管,插入端剪成斜面。另一端插入粗细适当的钝针头并连三通活塞,用肝素或生理盐水充满静脉插管的管腔,关闭活塞。用动脉夹夹住静脉近心端,待静脉充盈后结扎远心端。按动脉插管的方法在静脉上剪一斜形小口,插入导管,用备用线先打一个结,取下动脉夹,将导管送入所需长度(测量 CVP 时需要插入 5～8 cm),此时导管口在上腔静脉近右心房入口处。打好第 2 个结,将远心端结扎线绕导管打结固定,以防脱出。

3. 腹部手术

(1) 膀胱插管导尿法:将兔麻醉背位固定于手术台上,剪去下腹部的毛并在耻骨联合前方,沿正中线做长 3～5 cm 的皮肤切口,沿腹白线剪开腹壁,打开腹腔并将膀胱移出腹腔外。在膀胱顶部做一个荷包缝合,在缝线中心做一小切口,插入膀胱插管,收紧缝线关闭其切口,并用 38℃ 热盐水纱布覆盖手术部位。膀胱插管通过橡皮管与记滴装置相连。

(2) 输尿管插管导尿法:手术方法同上,切口长约 7 cm,用手轻轻拉出膀胱且向下翻,暴露出膀胱三角,先仔细辨认清楚输尿管与膀胱的解剖关系,将输尿管与周围组织分离 1 cm 左右。在膀胱底部找出双侧输尿管并穿线备用,在双侧输尿管近膀胱处分别用线进行结扎。在结扎上方各剪一小口,将充满生理盐水的输尿管插管向肾的方向分别插入输尿管,然后用线结扎固定,常可立即观察到有尿液从输尿管插管流出。手术完毕,用 38℃ 热盐水纱布覆盖手术部位,将两侧插管并在一起,与记滴装置相连。

(3) 分离腹部的血管和神经:做腹正中切口长约 10 cm。腹腔的血管根部位置较深,多被腹腔脏器或其他结构覆盖。腹腔的动脉发自腹主动脉,后者分为脏支和壁支。腹腔的静脉多与同名动脉伴行,分别注入下腔静脉系和门静脉系。静脉深浅不一,需要分层解剖。静脉呈蓝色,透过腹膜可见,是解剖动脉的良好标志。脏器的血管壁薄容易拉断,注意用力要适度。腹腔血管周围有内脏神经丛攀附。在腹腔干根部两旁,小心清除疏松结缔组织,可见一对形状不规则,质地较硬的结构,即腹腔神经节。将腹腔内脏器轻推向左下方,暴露左侧肾,在肾右上方近中线处找到肾上腺,在其上方可见内脏大神经自膈肌下行入肾上腺,并分支入腹腔神经节。用玻璃分针提起内脏大神经,向上轻拉,观察腹腔神经节是否随之活动,自活动处剥开结缔组织,分离出内脏大神经。

4. 股部手术

(1) 股动脉、股静脉分离术:固定动物,在股三角区去毛,股三角上界为韧带,外侧为内收长肌,内侧为缝匠肌;沿血管走行方向切一个长 4~5 cm 的切口,用止血钳钝性分离肌肉和深筋膜,暴露神经、动脉、静脉(神经在外,动脉居中,静脉在内);分离静脉或动脉,在下方穿线备用,用温热生理盐水纱布覆盖手术野。

(2) 股动脉、股静脉插管术:基本同颈动脉、颈静脉插管术。

5. 胸部手术　麻醉后动物背位固定,沿中线从胸骨切迹到剑突与脐之间的中点,切开皮下组织、浅筋膜、胸大肌、胸骨起点处的胸大肌筋膜以及腹白线,提起剑突,沿中线剪开胸骨,打开胸腔,剪开心包膜,可见心脏搏动。可以用骨蜡塞紧骨髓腔,以封闭粗糙的胸骨边缘并防止出血。

【注意事项】

1. 麻醉药注射速度应缓慢并密切观察。若手术中动物出现尖叫、挣扎等兴奋现象,观察一段时间后仍然存在,说明麻醉过浅,补充麻药时一次补药量,一般不超过总量的1/5,并密切观察;若动物呼吸心搏骤停或全身青紫、呼吸减慢,可能是麻醉过量,应立即停止注射,进行人工呼吸(或呼吸机)并用苏醒剂。

2. 手术时一定要先看清楚各器官的解剖位置和毗邻关系及血管、神经的走向,手术操作应轻柔、快捷、准确。

3. 手术过程中要注意止血。

(1) 压迫止血法:用温热盐水纱布或棉球压迫止血,一般组织渗血可以解决。

(2) 钳夹止血法:用止血钳尖端垂直对准出血点迅速、准确钳夹一会儿,松开后不再出血,一般小血管出血用此法。

(3) 结扎止血法:较大的血管出血,应用血管钳夹住出血点,结扎止血。

4. 实验后的家兔可通过静脉注入空气或急性放血等方法处死,处死后的动物放到指定地方并由专人处理。

任务五　实验后动物的处理

急性动物实验结束后,应将动物及时处死,处死的原则是使动物迅速死亡。

1. 家兔的处死方法　对家兔常用的处死方法有 4 种。

(1) 最常用的处死方法是用注射器向静脉或心脏内注入大量空气,造成广泛空气栓塞,动物立即痉挛、死亡。

(2) 结扎家兔气管,使其窒息死亡。

(3) 从颈总动脉放血,使其因失血而死亡。

(4) 倒提家兔,用木棍用力敲击其后脑致死。

2. 小鼠的处死方法　用左手拇指、示指捏住小鼠头部,右手抓住尾部或身体用力后拉,即可使其颈椎脱臼致死。

项目四 实验设计的基本程序

任务一 选题与实验设计

【技能目标】

1. 学会如何选题。

2. 学会如何进行实验设计。

【知识目标】

1. 掌握选题的基本原则。

2. 掌握实验设计的原则。

3. 熟悉选题的过程和文献检索方法。

4. 熟悉实验设计内容。

【选题】

医学实验研究的目的是研究某一个专业或某一疾病的某一个方面,或解决某一个问题,以期探索或解决未知,发现新的规律、找出新的方法、提出新的观点,选题是决定研究成败的主要因素之一。选题是实验设计的前提,同时也决定了研究的方向和研究内容。选题的正确性和科学性关系到实验结果是否准确,结论是否可行,所以选题必须慎重。

(一)选题的基本原则

1. 目的性、应用性 选题首先应有明确具体的目的,即通过实验究竟要解决什么问题,这些问题必须是当前生产实践亟待解决的问题,在生产实践中具有广泛的应用前景,具有一定的实践意义和理论意义,同时题目要简练,不易过繁过大。一个实验能解决 1~2 个问题即可。

2. 前瞻性、创新性 科学研究是创新工作,必须具有前瞻性和创新性,即前人尚未做过、尚未解决或做得不完善,尚未得出结论的问题,这就需要查阅大量的文献和国内外科研资料,充分考虑到通过实验研究能否(或拟)找到新的规律、提出新的见解、发现新的技术、找到新的方法或对原规律技术提出补充或修改。

3. 科学性、可行性 对所研究的课题,首先要有一个设想,然后设计实验去证实设想是否正确,因此,选题必须有充分的科学依据。要与已证实的科学理论、科学规律相符合,不能毫无根据的凭空设想。采用的方法和技术应是先进而可行的,选题必须符合实验者的知识水平、技术水平和进行该项研究所需的实验条件。

（二）选题的过程

1. 酝酿阶段　日常工作中受到启发、参阅其他文献中受到启发、教学活动中受到启发，发现问题并提出问题，形成一个初始的选题设想。

2. 形成阶段　查阅文献使初始的选题设想更系统、更深刻，形成科学假说，然后将科学假说加以概括，形成实验题目。

3. 验证阶段　选题确立后陈述问题：包括立题依据、研究意义、研究内容及实验方案、创新点与可行性分析、预期进展、经费预算等，请专家论证选题是否正确、有无科学价值、是否具备必要条件，并根据论证意见修改选题。

（三）文献检索

在选题前后需要查阅大量的参考文献及资料，了解目前国内外相关研究的动态及其研究的前景，然后确定研究的目的、意义及研究的范围。

1. 文献检索内容　研究领域的国内外研究状况（如综述、论文前言和讨论），最新热点和前沿问题（研究意义论著、近年内论文篇数），研究空白点（相关研究论文的篇数），研究内容（借鉴其他相似研究），技术路线，检测指标，研究手段，统计方法等。

2. 文献检索方法

（1）常用法：包括顺查法（由远及近、顺年查找）、倒查法（由近及远，多用此法）和抽查法（根据文献和期刊集中的时间，抽其中一段时间进行检索）。

（2）分段法：划分一段先查，如果不够理想，继续向前。

（3）追溯法：最常用，钻研一篇综述，根据参考文献往下追——"滚雪球"。

3. 文献检索手段

（1）文献检索：美国医学索引、荷兰医学文摘、日本科技文献速报、中国科技资料目录等。

（2）INTER 网检索：中国知网、万方数据库、各种医学网站、杂志期刊网站等。

【实验设计】

实验设计就是研究计划和实验实施方案的制订，实验方法的确立。必须根据所选课题的目的要求、预期结果，结合专业和统计学的要求，制定出周密的实验内容、方法和计划，使实验者在整个实验过程中有据可依、循序渐进、有条不紊地进行实验，并能提高实验研究的质量，最终达到预期目的。

（一）实验设计的内容

1. 实验的方案、计划及技术路线　主要根据实验的目的，利用已知的科学规律和已有的研究成果，制订可操作（或研究）的实验途径和方案，以达到预期的实验目的，其研究设计可采用多层次、多学科、多种方法的综合性研究途径（技术路线）与方案。

2. 实验方法与实验步骤　主要是进行实验（研究）时的具体实验方法和实验步骤，同一个实验也可选用几种方法进行预实验，最后确定一个最合适的方法。

3. 所需的仪器、器材、药品及试剂　根据实验目的、实验方法、实验步骤选择相应的仪器、器材，备足药品和相关试剂。

4. 实验动物的选择　必须是健康的实验动物,年龄、规格(体长、体重)、性别、来源最好基本一致,以减少个体间的生物学差异。

5. 处理因素　根据实验目的,由实验者人为加给实验动物的因素,称为处理因素,如不同的营养条件、不同的致病因子、不同的环境因子等。处理因素设计注意几个问题。

(1) 抓住实验的主要因素:在一次实验中只观察一个因素的效应称为单因素效应。一次实验中观察多种因素的效应称为多因素效应。一次实验的处理因素不要过多,否则分组过多,检测指标的样本过多,实验耗时过长,且难以掌握;实验处理因素也不宜过少,否则影响实验的深度、广度和效率。

(2) 处理因素的强度和标准:强度就是处理因素量的大小,药物的剂量强度必须适当,同一因素有时可设几个不同强度或不同剂量,即处理因素的水平。处理因素的水平不宜过多。处理因素在整个实验过程中应保持不变,即应标准化,否则会影响实验结果的评价。如对药物的质量(成分、纯度、生产厂、批号、配制方法等)采用相同的计量标准,仪器参数应作出统一规定并相对固定,强度亦应采用相同的剂量标准。

(3) 严格控制非处理因素:即干扰因素,需要严格控制。除处理因素外,其他因素应使各组在基本相同的条件下进行实验。

6. 实验效应　主要是选择什么指标来表达和说明处理因素对实验动物的效应或影响,包括定性指标和定量指标、主观指标和客观指标等,各指标的选择可根据如下原则。

(1) 特异性:观测的指标应能特异性地反映某一特定的现象或效应,如研究抗病力,可选择相关的血液或免疫指标;研究营养状况可选择相关的消化吸收、代谢等指标。

(2) 客观性:所观测的指标应尽量避免由于主观因素干扰所造成的误差,应选择易于量化且可通过仪器测量和检验所获得的指标,如血液生理生化指标的检测,细菌培养结果等。

(3) 重复性:即在相同的条件下,指标可重复出现。为提高重复性,应注意仪器的稳定性,尽量减少操作的误差,严格控制实验动物的机能状态以及其他环境(特别是水质)条件和稳定性,重复性小的指标不宜采用。

(4) 精确性:各指标重复数据的平均值相接近,其差值为随机误差,观测值与真实值接近程度主要受系统误差的影响。变异较大的指标不宜选用。

(5) 灵敏性:选择的指标如果灵敏性较高,则可使微小的效应显示出来;灵敏性很低,则使本应出现的效应不易出现,灵敏性较低的指标不宜选用。

(6) 可行性:根据实验室的设备条件及研究者的技术水平选择检测指标,同时所选指标的检测方法应为经典的实验方法或有充分的文献依据。自己创立的检测方法,必须是经过与经典的方法多次比较并有优越性的方法。

(二) 实验设计的基本原则

为确保实验设计的科学性,实验设计必须遵循对照、随机、重复的原则。

1. 对照原则　　对照的意义在于使处理因素和非处理因素的差异有一个科学的对比。通常实验分组为对照组和处理组(实验组),影响机体、机能的因素很多,设立对照组除处理因素外,其他非处理因素如实验动物的基本条件(规格、来源、年龄、性别等)、实验环境(温度、湿度条件等)、实验条件(实验方法、操作过程、使用仪器等)以及检测指标等,均相同,这就使对照组与实验组的非处理因素影响得以抵消,而处理因素的效应更加明显。

对照组的设置可根据研究目的和要求的不同,选用不同的对照形式。

(1) 空白对照组:对实验动物不加任何处理因素的空白对照组;如实验组动物注射不同的药物时,空白对照组则不注射,以排除动物本身自然生长、正常生活可能的影响。

(2) 实验对照组(假处理对照):在某种相关实验条件下,进行观测,如进行相同手术、注射等,但对照组不给药(可注射生理盐水),不作关键处理,以此排除注射或手术影响。

(3) 标准对照组:可用标准或正常值作为对照,将实验测得的值与正常值进行比较,正常值即为标准对照。

(4) 自身对照:实验动物在实验前后指标的变化,如根据实验前的体长、体重各项指标与给药或处理后的体长、体重等各项指标的对比,判断处理前后的差异与效应。

(5) 相互对照(又称组间对照):各实验组用不同的处理因素处理或用不同的方法处理,几种处理方法或处理因素之间互为对照。

2. 重复原则　　由于实验动物的个体差异,重复是消除非处理因素影响的又一重要手段,只有可重复的实验结果才是可信的、科学的,这就要求设置的实验组和对照组均需有足够的组数或样本数。如果组数和样本过少,仅在一组一次或一个样本获得的结果,往往由于个体差异、实验误差影响其结果的准确性;组数和样本又不宜过多,过多工作量太大造成人力物力的浪费。重复组与样本数的选择要根据生物统计学原理或根据文献资料、预实验结果或以往经验来决定,通常设立 3 个平行组(即重复组),每组 8~10 个动物,这样每个实验组(或对照组)可获得 24~30 个样本。

3. 随机原则　　随机原则是指在实验研究中每个动物都有均等机会被分配到任何一个组中,分组结果不受人为因素的干扰和影响。同时实验动物每次接受实验的顺序是随机的,通过随机化的处理,可使抽取的样本能够代表总体,减少抽样误差,还可使各组样本的条件尽量一致,消除或减少组间人为的误差,使处理因素效应更为客观、正确。通常在随机分组前,要对能明显影响实验结果的因素先加以控制,如性别、年龄、大小、健康状况等,随机化方法很多,可参阅有关生物统计学资料。

(三) 实验设计的要求

1. 实验者应在有关基础理论和应用理论的基础上,通过大量收集和阅读相关文献,根据以往实验中所观察的实验记录或生产实践中所观察到的现象、产生的问题来选定实验题目。

2. 立题后还必须继续深入学习,课题有关基本理论,认真体会,融会贯通后,制订出合理的实验方案,才能确保更好地进行实验,完成各项目标。

3.在设计实验方案时,应根据实验室条件所提供的仪器、设备等,结合自己所学的知识和对查阅资料的深入了解,制订切实可行的实验方案,尽量采用简易的实验方法。

4.设计每一个环节、每一个步骤都要具有科学性,严格遵守实验设计的原则,以确保实验结果的可信性和客观性。

5.实验设计中要求实验者敞开思路,自行提出问题,以问题为中心设计实验方案,来解决提出的问题,并力求完善。

6.实验设计要体现创新性、科学性、逻辑性,实验内容设计要简洁明了、目的明确。

【思考题】

1.选题和实验设计的基本原则有哪些?

2.选题的过程是什么?如何进行文献检索?

3.如何进行实验设计?

任务二　实验与观察

【技能目标】

1.学会如何进行科学实验。

2.学会如何进行实验观察。

【知识目标】

1.掌握实验的定义和分类。

2.掌握实验观察的定义和原则。

3.熟悉实验的特点和手段。

4.熟悉实验观察的分类和特点。

5.了解实验观察认识论。

【实验与观察】

实验与观察是进行科学研究最重要的方法,也是学习科学的重要方式。实验课题确立后,获取科学事实就成为完成课题的一个首要任务。实验和观察作为科学认识过程中有意识和有目的的实践活动,是获取实验事实或实验课题相关信息的最基本、最重要和最普遍的方法。从实验观察到获取科学事实必须经过一系列理性的加工过程,才能揭示出事物的本质和规律。科学事实只是感性材料,人们不能停留在感性认识阶段,必须从感性认识上升到理性认识,只有理性认识才能为人们的社会实践提供理论指导。

(一)实验

1.**实验的定义**　实验是为了检验某种科学理论或假设而进行的某种操作或从事的某种活动;是人们根据一定的研究目的,运用适当的物质手段、科学仪器和设备,人为地控制、模拟或创造自然现象,使之以纯粹、典型、明显的方式表现出来,从而获取科学事实的研究方法。

实验作为一种科学研究方法经历了漫长的发展过程,是获取科学事实的基本方法;随着实验的发展,当实验从生产实践中完全分化出来,成为一项具有相对独立的专门从事认识自然界的社会实践活动后,它不仅成为科学研究的手段,也为科学发展奠定了基础。

2. 实验的分类

(1) 按实验中质、量关系的特点分为:定性实验和定量实验。定性实验是测定物质的性质,即有或没有、存在或不存在。定量实验是测定物质量的大小,即有多少、有多强。比如对某溶液进行定性分析,就是要知道其中有没有钠离子,有没有钙离子等;而定量分析,则是要知道其中有多大浓度的钠离子和钙离子。

(2) 按实验手段和研究对象关系分为:直接实验和模拟实验。直接实验就是实验手段直接作用于被研究对象的实验。模拟实验就是根据相似原理,用模型来代替被研究对象即代替原型,实验手段直接作用于模型而不是原型的一种实验。

(3) 按实验目的分为:探索性实验和验证性实验。探索性实验是指实验者在不知晓实验结果的前提下,通过自己实验、探索、分析、研究得出结论,从而形成科学概念的一种认知活动。验证性实验是指实验者针对已知的实验结果而进行的以验证实验结果、巩固和加强有关知识内容、培养实验操作能力为目的的重复性实验。

3. 实验的特点

(1) 实验可以简化和纯化研究对象,使自然过程以比较纯粹、典型的形式表现出来,从而有利于科学研究。

(2) 实验可以强化研究对象,使之处于极端状态,创造自然界中无法直接控制而在生产过程中又难以实现的特殊条件,从而做出在常规条件下难以获得的重要科学发现和技术发明。

(3) 实验可以延缓、加速或再现自然过程。

(4) 实验可以重复或再现研究过程和结果。

(5) 实验可以模拟或重演自然现象和过程。

在自然条件下发生的现象,往往是一去不复返的,因此无法对其反复地观察。在科学实验中,人们可以通过一定实验手段使被观察对象重复出现。这样,既有利于人们长期进行观察研究,又有利于人们进行反复比较观察,对以往的实验结果加以核对。

(6) 实验作为人类认识自然的一种手段比较经济、可靠、便捷。

4. 实验手段　实验手段是由实验的仪器、工具、设备等客观物质条件组成,实验仪器是其中的主要成分。实验手段的作用主要表现在 2 个方面。

(1) 实验者通过实验手段把自己变革和控制实验对象的意图传递给实验对象,使实验者的意图得到物化。

(2) 实验手段又显示实验对象的特性,而把实验对象在经受变革与控制后呈现的状态传递给实验者,使实验者能够获得关于实验对象的有关认识。

所以,实验手段是实验者和实验对象之间的中介环节。没有适当的实验手段,实验对象的某些特性就不能暴露出来,人们就不能获得对这些特性的认识。在这个意义上,实验手段的状况决定着科学实验所能达到的认识水平。实验手段的每一步改进,都意味着人们对实验对象的可观察量的增加,意味着科学实验水平的提高。一个时代的实验手段又是那个时代生产力水平的具体表现,为当时的生产力发展状况所制约。

(二) 观察

观察是人们有目的、有计划地利用感官去认识自然界中各种现象的活动,是人们获得经验知识的方法。对实验中现象的观察叫做实验观察。其实验条件是被严格控制的;对实验现象的观察是可重复的。科学实验观察的含义有 3 个方面:它是有目的、有计划的活动,是在一定程度的理论指导下进行,其包括对感知到的有关客体的信息的理解和陈述。

1. 观察的特点

(1) 观察是通过人的感官而进行的直接认识外界的活动:它记录和报道事实,为自然科学的研究提供经验事实材料。观察具有感性认识活动的长处和短处。

(2) 目的性和计划性:观察并不是一种凭借人的感官而在自然界中进行盲目搜索的活动。观察作为自然科学研究所运用的一种基本方法,被自然科学研究中要解决的任务所制约。人们根据所要解决的科学研究任务,确定了观察的对象、角度和步骤等。这一特点使实验观察区别于一般的感性认识活动。

2. 实验观察的分类

(1) 根据是否需要借助仪器,实验观察可分为直接观察和间接观察。① 直接观察是指观察者直接通过感觉器官接受客体信息的方法。它的最大好处就是直接、方便、花费小,还可以避免中间环节的差错。但是它有很大的局限性和缺点。② 间接观察是指观察者通过科学仪器接受客体信息的方法。它的优点是扩大了人类感知客观世界的范围,克服了人类感觉器官不能在极端条件下接受外部信息的缺点,还提高了观察的灵敏度和精度。但是它要受到客观条件的约束,实施时不太方便。

(2) 根据是否需要测量数据,实验观察可分为定性观察和定量观察。不需要测量具体数据的观察叫定性观察;需要测量具体数据的观察叫定量观察。如用显微镜观察红细胞凝集现象属于定性观察,用血压计测量动脉血压的高低属于定量观察。

3. 实验观察应遵循的原则

(1) 客观性原则:坚持客观性原则就是要采取实事求是的科学态度,在观察中不带主观性,要采取一系列措施尽可能减少错觉的发生。

(2) 目的性原则:坚持观察的目的性,是指在进行任何观察前,观察者必须对观察有充分准备。

(3) 系统性原则:是指观察者要从不同侧面、不同角度,在不同情况下观察客体,以获得在不同观察条件下的可以相互补充、相互验证的系列观察资料。

(4) 典型性原则:实验观察的典型性就是要选择典型的、有代表性的观察对象和观察条件,避免次要因素的干扰,从而使获得的观察资料更可靠。

(5) 全面性原则:通过及时并详细地记录,显示研究对象的全面属性,让研究人员充分享有各种资料,从而保持信息的客观和精确。

4. 实验观察中有关认识论

(1) 观察渗透理论:一切观察陈述中都渗透着理论,不存在中性的不受理论约束的观察。问题导致观察、"观察什么"和"如何观察"取决于观察者的思想观念或理论,人类从其环境中获取的物理刺激并没有完全的确定性,人们在对所观察到的现象进行描述和整理时,要依赖观察者以往的知识、经验和理论以及观察者所使用的语言和生长的文化背景。

(2) 观察实验中保证实验的客观性:观察实验结果必须能用某种标准的方法进行重演;要以正确反映客观事物本质的理论为指导;应当尽可能使用先进的观测仪器,这是保证客观性的物质基础;要有良好的实事求是的学风,要尊重客观实际,不能依自己的主观愿望或想象对观察实验结果进行处理。

(3) 观察实验中的机遇性发现:有时在观察和实验过程中会出现一些意想不到的新现象,从而导致科学上的重大发现和突破。我们把这种由于偶然事件而导致科学上的重大发现和突破的现象称之为机遇。在机遇面前,不同的观察者会采取不同的态度,作出不同的反应,这是因为他们在知识水平、知识结构、判断能力、尤其是在理论思维方式方面存在差异。作为实验者不仅应当具备广博的知识、敏锐的洞察能力和判断能力,而且还应具有一种不因循守旧的、随时准备捕获机遇的、开放的、活跃的思想。

【思考题】

1. 实验分类和特点有哪些?

2. 实验观察的分类和原则有哪些?

3. 实验观察的认识论有哪些?

任务三　实验结果的整理、分析、判断及结论

【技能目标】

1. 学会如何对实验结果进行整理。

2. 学会如何对实验结果进行分析、判断并得出结论。

【知识目标】

1. 掌握实验结果整理的方法。

2. 掌握实验结果的分析方法。

3. 熟悉实验数据的基本特点及分类。

【实验结果的整理】

(一) 实验结果整理的定义

实验结果整理是将分散、零星、毫无规律的原始数据,根据研究目的进行科学加工,使研究对象的规律性呈现出来,并使之系统化、明确化、标准化。

（二）实验数据的基本特点

1. 总是以有限次数给出并具有一定波动性。

2. 总存在误差，且是综合性的，即随机误差、系统误差、过失误差同时存在。

3. 数据大都具有一定的统计规律性。

（三）实验数据资料的性质及其分类

实验资料依其性质不同可分为两大类。

1. 数量性状资料　能够用测量、称量或计数的方法表示的性状资料。

（1）连续型随机变量资料：通常用称量、度量或测量的方法得到的数据都可以视为连续型随机变量资料。它们在某个区间内是连续的，如体重（kg）、身高（cm）、尿量（mL）、血压（kPa）等。

（2）离散型（间断型）随机变量资料：通常用计数方法得到的数据。它们在数轴上表现为不连续，只能取整数，如患糖尿病的人数、患近视的学生数等。

2. 质量（属性）性状资料　不能直接测量，只能观测的属性性状资料。如疗效（治愈、好转、无效、死亡）、大便隐血试验（一、±、＋、＋＋、＋＋＋、＋＋＋＋）、心功能级别、学生种族、肿瘤细胞染色等，为了分析统计方便，可以将质量性状数量化。方法有2种。

（1）统计次数法：如调查300名冠心病病人心功能级别，其中一级人数为220人，二级人数为80人，这类资料可换算为百分率进行计算。

（2）评分、分级法：如肿瘤细胞免疫组化染色，可按着色程度分为：0、1、2、3、4级等。

（四）整理的方法

1. 间断型变量资料整理

（1）按变量值分组统计次数，变量可取值个数不多时，以自然单位进行分组。

（2）按变量值的区间分组统计次数，若变量可取值个数太多，则可按取值大小，从小到大相邻若干个值合为一组的方法进行整理（一般要求组距相等）。

2. 连续型变量资料的整理　步骤与离散型变量的第（2）种方法相似。

3. 属性变量资料的整理　按属性类别分组。

计算各组次数、频率，得到次数分布表，绘制次数分布图。常用的次数分布图有直方图、多边形图、条形图、饼图。

【实验数据分析、判断及结论】

运用统计学的基本原理和方法，分析计算有关的指标和数据，揭示事物内部的规律，主要包括统计描述、统计推断。

常用的分析工具有 foxbase 数据库；spss for windows 11.0；SAS 软件。

（一）统计描述

通过统计描述不仅可以对数据的概况、分布、特征及变量间的关系有大致的了解，而且可以发现数据中的异常现象。因此，统计描述在数据统计分析中是必不可少的。

1. 正态分布统计量

（1）平均数类（表征中心位置）：算术平均数、加权平均数、中位数、众数、几何平均数等。

（2）变异数类（表征变异程度）：极差、样本标准差、样本方差、样本平均数标准差（即标准误）、样本变异系数等。

2.偏态分布统计量　包括几何均数、中位数、四分位数间距。

3.正态分布检验　检验数据资料是否服从正态分布，正态分布检验有多种方法。

（1）偏度、峰度检验，Q - Q 图检验法。

（2）卡方拟合优度检验。

（3）经验分布拟合优度检验。

（4）Shapiro - Wilk 检验。

4.分类指标的统计量

（1）率：用来说明随机事件发生的频率或强度大小。

（2）构成比：用来说明某一事物内部构成部分的比重。

（二）统计推断

用样本的信息来推断总体的特征叫统计推断。常用统计推断方法如图 1 - 4 - 1。

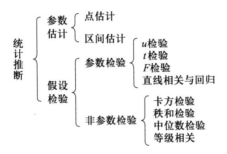

图 1 - 4 - 1　常用统计推断方法

（三）判断及结论

根据统计分析结果对实验结果做出判断，得出实验课题结论。

【思考题】

1.实验数据特点及整理的方法有哪些？

2.如何进行实验结果的整理、分析？

模块二　基本技能实验

任务一　反射弧分析

【技能目标】
1. 学会蛙类捉持和破坏脑、脊髓的方法。
2. 学会观察反射弧的完整性与反射活动的关系。

【知识目标】
1. 掌握反射弧的 5 个组成部分。
2. 熟悉研究反射弧的一些基本方法,加深对反射弧的理解。

【实验原理】
反射的结构基础是反射弧,包括感受器、传入神经、神经中枢、传出神经和效应器 5 个部分。反射弧结构和功能的完整性是实现反射活动的必要条件。反射弧的任何一部分受到破坏,反射活动就不能进行。

【实验用品】
实验器材:蛙类手术器械、铁支架、双凹夹、电刺激器、刺激电极、烧杯、培养皿、玻璃分针、棉球、滤纸、纱布。

实验试剂:1% H_2SO_4 溶液、2% H_2SO_4 溶液。

【实验对象】
蛙或蟾蜍。

实验操作流程:
1. 破坏脑,制备脊髓蛙。
2. 硫酸刺激足趾皮肤,观察屈腿反射。
3. 剥去足趾皮肤、剪断神经,破坏脊髓后观察反射。
4. 记录并分析各项实验结果。

【操作步骤】
1. 制备脊髓蛙　取蛙一只,用自来水洗干净后,用纱布包住全身仅露头部。左手握住蛙体与前肢,示指压其头部前端使其向下弯曲。右手持探针由头前端沿正中线向尾端划触,触及凹陷处即枕骨大孔。将探针由枕骨大孔垂直刺入,然后向前刺入颅腔,左右搅动充分捣毁脑组织。然后用蛙嘴夹(或止血钳)夹住蛙下颌,悬挂在铁支架上。

2. 将蛙的左后肢趾尖浸入盛有 1% H_2SO_4 溶液的培养皿中,观察左后肢有无屈腿反射。

3. 在左踝关节处的皮肤上做一环形切口,剥去左足趾皮肤,重复步骤2,观察左后肢有无屈腿反射。

4. 按步骤2的方法用硫酸溶液刺激右足趾尖,观察右后肢有无屈腿反射。

5. 取蛙俯卧于蛙板上,沿坐骨神经走行方向切开右侧大腿后面的皮肤,在股二头肌和半膜肌之间分离坐骨神经并做2个结扎,在2个结扎点之间剪断坐骨神经,再用 1% H_2SO_4 溶液刺激右足趾尖,观察右后肢有无屈腿反射。

6. 以中等强度和中等频率的电刺激右侧坐骨神经中枢端,观察两后肢的反应有何不同。

7. 电刺激右侧坐骨神经外周端,观察右后肢有无屈腿反射。

8. 电刺激右侧腓肠肌,观察有无屈腿反射。

9. 将浸有 2% H_2SO_4 溶液的滤纸片贴于蛙的腹部正中或下腹部皮肤,观察两后肢是否发生骚扒反射或屈腿反射。

10. 将探针刺入椎管捣毁脊髓,重复步骤9,观察两后肢反射是否存在。

【实验结果】

填写反射弧完整性对反射的影响实验观察表(表 2 - 1 - 1)。

表 2 - 1 - 1　反射弧完整性对反射的影响观察

实验项目	结果	分析
1. 用 1% H_2SO_4 溶液浸左后足趾尖皮肤		
2. 剥净左后肢皮肤,重复1		
3. 用 1% H_2SO_4 溶液浸右后肢趾尖		
4. 剪断右侧坐骨神经,重复操作3		
5. 电刺激刺激右侧坐骨神经中枢端		
6. 电刺激右侧坐骨神经外周端		
7. 电刺激右侧腓肠肌		
8. 用 2% H_2SO_4 滤纸片贴蛙腹部皮肤		
9. 捣毁脊髓,重复操作8		

注:将实验结果填入表内,"＋"表示有反射,"－"表示没有反射

【注意事项】

1. 破坏脑时勿损伤脊髓,以免破坏反射中枢。

2. 剥去足趾皮肤时,趾尖不要残留皮肤。

3. 用硫酸刺激皮肤时间不宜过长(几秒钟即可),每次刺激后立即洗去硫酸,并用纱布擦干,以免损伤化学感受器和防止硫酸被稀释。

4. 分离坐骨神经应尽量向上,并尽量剪断与其相连的所有分支,以免影响步骤 6 的实验结果。

【思考题】

1. 根据各项实验结果分析产生的原因。

2. 为什么电刺激坐骨神经中枢端,同侧和对侧后肢表现出不同的反应?

任务二　坐骨神经-腓肠肌标本的制备

【技能目标】

1. 强化蛙类捉持方法和破坏脑、脊髓的方法。

2. 学会蛙坐骨神经-腓肠肌标本的制备技术。

【知识目标】

1. 掌握神经、肌肉的兴奋性及肌肉收缩的特点。

2. 熟悉检测神经-肌肉标本正常兴奋性的方法。

【实验原理】

蛙类的一些基本生命活动和生理功能与哺乳动物相似,但其离体组织活动要求的条件比较低,易于控制和掌握。在任氏液的浸润下,神经-肌肉标本可进行较长时间的实验观察;此外,其体外神经-骨骼肌标本体现活组织的某些共同功能特性较为理想。因此,在医学机能实验中,常用蛙或蟾蜍的坐骨神经-腓肠肌标本观察神经、肌肉的兴奋性及肌肉收缩的特点。制备具有正常兴奋收缩功能的坐骨神经-腓肠肌标本是医学机能实验的基本操作技术之一。

【实验用品】

实验器材:蛙类手术器械、蛙板、培养皿、锌铜弓、手术线等。

实验试剂:任氏液。

【实验对象】

蛙或蟾蜍。

实验操作流程:

1. 破坏脑和脊髓。

2. 剪去躯干上部和内脏。

3. 剥皮,分离两腿。

4. 游离坐骨神经。

5. 分离腓肠肌。

6. 检测标本兴奋性。

【操作步骤】

1. 破坏脑和脊髓　取蛙一只,用自来水洗干净后,用纱布包住全身仅露头部。左手握住蛙体与前肢,示指压其头部前端使其向下弯曲。右手持探针由枕骨大孔垂直刺入,然后向前刺入颅腔,左右搅动充分捣毁脑组织。而后退针尖至皮下,再从枕骨大孔转向尾方,刺入椎管捣毁脊髓,直到蛙四肢松软。

2. 剪去躯干上部及内脏　在蛙两腋连线稍下方的背部,用粗剪刀剪断脊柱,左手握住蛙后肢,用拇指压住骶骨,使蛙头部自然下垂,沿脊柱两侧剪除内脏及头胸部,保留脊柱、后肢和坐骨神经。

3. 剥皮、分离两腿　左手用镊子夹住脊柱断端,右手用纱布捏住断端皮肤边缘,向下剥掉全部后肢皮肤。将剥皮后的标本置于盛有任氏液的培养皿中,然后洗净双手和用过的全部手术器械。用粗剪刀沿脊柱正中将耻骨联合剪成两半(注意勿伤及坐骨神经),置于盛有任氏液的培养皿中备用。

4. 游离坐骨神经　取一后肢背朝上放在蛙板上,在坐骨神经起始端的脊柱处,用玻璃分针轻轻游离坐骨神经至大腿根部,保留坐骨神经起始端的1～3个脊椎骨,把其余的脊柱和肌肉全部剪去。再在股部背侧,用玻璃分针循股二头肌和半膜肌之间的坐骨神经沟,纵向分离坐骨神经至大腿根部,继续分离,剪断沿途分支直到腘窝。在膝关节周围剪去全部大腿骨骼肌,将股骨刮干净,在股骨近膝关节 1 cm 处剪断股骨。保留的部分即为坐骨神经-小腿标本(图 2-1-1a)。

5. 分离腓肠肌　用线结扎跟腱后,剪断腓肠肌肌腱,游离腓肠肌至膝关节处。左手用镊子夹住标本的胫骨部分,使已游离的坐骨神经和腓肠肌下垂,右手持粗剪刀伸进腓肠肌与小腿之间,在膝关节处剪断小腿。保留的部分即为坐骨神经-腓肠肌标本(图 2-1-1b)。

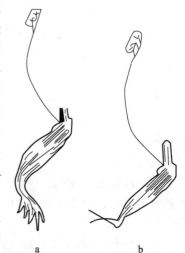

图 2-1-1　坐骨神经-小腿标本和
坐骨神经-腓肠肌标本
a. 坐骨神经-小腿标本;
b. 坐骨神经-腓肠肌标本

6. 检测标本兴奋性　用浸任氏液的锌铜弓两极同时轻轻接触坐骨神经,如腓肠肌发生明显收缩,表明标本具有正常的兴奋性。

【实验结果】

填写坐骨神经-腓肠肌标本及兴奋性判断实验表(表 2-1-2)。

表 2-1-2　坐骨神经-腓肠肌标本及兴奋性判断

项目	记录内容
描绘标本外形	
标明各部位名称	
用浸有任氏液的锌铜弓轻触神经，记录刺激结果	
判断标本的兴奋性	

【注意事项】

1. 剪断脊柱、分离两腿，去除肌肉时，防止剪断神经。

2. 用玻璃分针分离坐骨神经，尽量减少神经与金属器械的接触。要避免对神经过度牵拉。

3. 制备标本过程中，注意经常滴加任氏液，以防标本干燥。

【思考题】

1. 什么是兴奋性？如何检查神经-肌肉标本的兴奋性？

2. 刺激神经引起肌肉发生什么反应？它与反射有何不同？

任务三　离体神经干兴奋性检测及药物影响

【技能目标】

1. 学会坐骨神经干标本制备方法。

2. 观察神经干动作电位的波形、幅度及潜伏期。

【知识目标】

1. 明确兴奋性的概念及其与动作电位的关系。

2. 熟悉神经干单相、双相动作电位产生机制。

【实验原理】

各种可兴奋细胞兴奋时都有一个共同的特征——产生动作电位，即细胞膜受到刺激后在静息电位的基础上发生一次可扩布的电位变化过程。动作电位是细胞兴奋的标志，在刺激时间和强度变率固定时，只有刺激达到阈值方可出现。动作电位产生后会以局部电流的方式进行传导。本实验采用细胞外记录方法，将 2 个引导电极置于正常完整的神经干细胞膜外，当神经干一端兴奋时，兴奋波会沿着细胞膜传向另一端，先后通过两个电极处，记录到 2 个方向相反的电位波形，称为双向动作电位。如果在 2 个电极之间损伤神经干，则兴奋波只能由第一个电极引导出，只能记录到单个方向的动作电位。单个神经细胞的动作电位呈"全或无"现象。本实验中采用的坐骨神经标本包括许多种类的神经纤维成分,其各自的兴奋阈值不同,传导速度各异,所引导到的动作电位为各峰电位之总和,为复合动作电位。因而其幅值在一定范围内随刺激强度的增大而增大。

【实验用品】

实验器材:蛙类手术器械、蛙板、神经标本屏蔽盒、培养皿。BL－420生物机能实验系统。

实验试剂:1％普鲁卡因溶液、任氏液。

【实验对象】

蛙或蟾蜍。

实验操作流程:

    1. 制备坐骨神经干标本。

    2. 连接实验装置。

    3. 仪器参数设置。

    4. 观察实验项目。

【操作步骤】

1. 制备坐骨神经干标本

(1) 破坏脑和脊髓:取蛙一只,用自来水洗干净后,用纱布包住全身仅露头部。左手握住蛙体与前肢,示指压其头部前端使其向下弯曲。右手持探针由枕骨大孔垂直刺入,然后向前刺入颅腔,左右搅动充分捣毁脑组织。而后退针尖至皮下,再从枕骨大孔转向尾方,刺入椎管捣毁脊髓,直到蛙四肢松软。

(2) 剪除躯干上部及内脏:在蛙两腋连线稍下方的背部,用粗剪刀剪断脊柱,左手握住蛙后肢,用拇指压住骶骨,使蛙头部自然下垂,沿脊柱两侧剪除内脏及头胸部,保留脊柱、后肢和坐骨神经。

(3) 剥皮:左手用镊子夹住脊柱断端,右手用纱布捏住断端皮肤边缘,向下剥掉全部后肢皮肤。将剥皮后的标本置于盛有任氏液的培养皿中,然后洗净双手和用过的全部手术器械。

(4) 分离两腿:用粗剪刀沿脊柱正中至耻骨联合中央剪开,分离两腿。

(5) 游离坐骨神经:将一后肢背朝上放在蛙板上,在坐骨神经起始端的脊柱处,用丝线紧靠脊柱根部结扎并剪断神经。轻轻提起结扎线,用玻璃分针循股二头肌和半膜肌之间的坐骨神经沟游离坐骨神经,纵向暴露分离坐骨神经直至腘窝胫、腓神经分叉处,找出胫、腓神经,剪去其中任一分支,分离留下的一支至足部。在此处亦穿线结扎,在结扎处的远端剪断神经,即制作了一条坐骨神经干标本。

2. 连接实验装置 将神经干平直置于神经标本屏蔽盒的电极上,注意神经干与各电极接触良好。用导线连接BL－420生物机能实验系统与标本盒。标本盒内衬以浸任氏液的滤纸,以增加盒内空气湿度,防止神经干干燥。

3. 仪器参数设置 打开计算机,进入生物功能实验系统操作界面,选择实验项目→神经干动作电位。系统进入该实验信号记录状态。仪器参数:2、4通道放大倍数

200,下限频率 8～80 Hz、上限频率 10 kHz,采样间隔 25 μs。单刺激或主周期刺激方式,周期 1 s,波宽 0.1 ms;刺激强度 0.1～3.0 V。

4. 观察项目

(1) 双相动作电位:将刺激幅度设置为 1V,点击"刺激"按钮,如标本兴奋性良好,实验装置连接和仪器参数设置正确,屏幕上将出现动作电位。观察神经干双相动作电位的幅度在一定范围内随刺激强度而变化的现象(图 2-1-2a)。

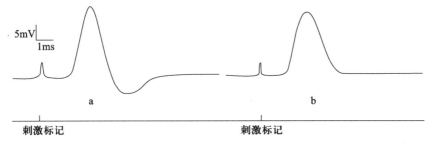

图 2-1-2 双相动作电位和单相动作电位

(2) 阈刺激和最适刺激:刺激强度由 0.1 V 起,逐步增大,记录出现动作电位波形时的最小刺激强度值(阈刺激)。继续增加刺激强度;观察神经干动作电位的幅度变化,记录动作电位幅度不再增大时的最小刺激强度值(最适刺激)。测量最适刺激时双相动作电位上下相的幅度及时程。

(3) 单相动作电位:用镊子将 2 个记录电极之间的神经干夹伤,可观察到单相动作电位(图 2-1-2b)。

(4) 传导速度测定:点击"分析"菜单,然后点击"传导速度测量",在系统弹出的对话框中输入两记录电极间的距离,如在对话框中选择了"自动测量",则点击"确定"键,系统即在"测量信息栏"将测量的结果显示出来。如在对话框中选择了"手动测量",并点击"确定"键,则需用鼠标先在一个通道的动作电位波形上点击一次,然后在另一个通道的动作电位波形相同位置点击一次,系统即可在"测量信息栏"将测量的结果显示出来。

(5) 麻醉药对兴奋传导的阻滞作用观察:将浸 1% 普鲁卡因溶液的细棉条缠于 2 个记录电极之间的神经干上,动作电位第二相消失,屏幕上只呈现单相动作电位。

【实验结果】

填写蛙坐骨神经干动作电位观察表(表 2-1-3)。

表 2-1-3 蛙坐骨神经干动作电位观察

观察项目	坐骨神经干(蛙)
双相动作电位	
阈刺激	
最适刺激	
最适刺激时双相动作电位上下相幅度	

续表

观察项目	坐骨神经干（蛙）
最适刺激时双相动作电位上下相时程	
单相动作电位	
传导速度	
麻醉药对兴奋传导的影响	

【注意事项】

1. 在制作标本时，尽量减少对神经的牵拉，以免损伤神经。

2. 每次刺激标本后，应注意休息 30 s，再进行下一次刺激。

3. 神经干标本制备完成后，先浸于任氏液中备用。

【思考题】

1. 实验中的双相动作电位为何上下波形不对称？

2. 为什么神经干动作电位的幅度在一定范围内可随着刺激强度的变化而变化？

任务四 影响体外血液凝固的因素

【技能目标】

1. 学会家兔颈总动脉采血的方法。

2. 学会观察血液凝固现象。

【知识目标】

1. 掌握生理性止血的过程。

2. 熟悉影响体外血液凝固的因素。

【实验原理】

血液凝固是一个有多种凝血因子参与的酶促反应过程。根据凝血过程启动的激活因子来源不同，可将血液凝固分为内源性激活途径和外源性激活途径。内源性激活途径是指参与血液凝固的所有凝血因子存在血浆中，外源性激活途径是指受损组织释放组织因子启动凝血过程。

【实验用品】

实验器材：兔手术台、常规手术器械、注射器、动脉夹、细线、试管 8 支、试管架、小烧杯 2 个、秒表。

实验试剂：20%氨基甲酸乙酯溶液、肝素（8 U/mL）、2%草酸钾溶液、液状石蜡、生理盐水、兔脑浸出液（取兔脑，剥去血管和脑膜，称重。将其放入研钵中研碎，每克脑组织加入 0.9%氯化钠注射液 10 mL，摇匀，离心，取上清液即可。放冰箱保存备用）。

【实验对象】

家兔。

实验操作流程：
1. 家兔麻醉与固定。
2. 颈总动脉插管。
3. 取试管 7 支，按实验表 2-1-4 要求处理备用。
4. 观察影响体外血液凝固现象、记录结果并分析。

【操作步骤】

1. 动物麻醉与固定，用 20％氨基甲酸乙酯溶液按 4 mL/kg 的剂量耳缘静脉注射将家兔麻醉，仰卧位固定在兔手术台上。

2. 动脉插管，剪去颈部兔毛，沿正中线切开皮肤 5～7 cm，分离一侧颈总动脉，远心端穿线结扎，近心端用动脉夹夹住，靠近心端穿一线备用，用眼科剪朝心脏方向将动脉做一斜形小切口，插入动脉插管，结扎导管以备取血。

3. 取试管 7 支，标号后按顺序放置于试管架上，分别按表 2-1-4 要求处理备用。

表 2-1-4 试管处理方法

试管编号	处理方法	试管编号	处理方法
1	不做任何处理（对照管）	5	肝素 8U
2	棉花少许	6	草酸钾溶液 1～2 mL
3	置于 37℃水浴中	7	兔脑组织浸液 0.1 mL
4	浸在盛有碎冰块的烧杯中		

4. 放开动脉夹，每支试管加入血液 2 mL，并迅速摇匀 5、6、7 号试管，即刻开始计时。之后每隔 15 s 将试管倾斜一次，观察液面是否随之倾斜。若液面不随试管倾斜，表示血液已凝固。分别记录各试管凝固所经历的时间。

5. 若加肝素和草酸钾的试管不出现凝固，可再向两管内分别加入 0.025 mol/mL 的 $CaCl_2$ 溶液 2～3 滴，观察血液是否发生凝固。

6. 记录实验结果，并分析原因。

【实验结果】

填写实验观察报告（表 2-1-5）。

表 2-1-5 家兔体外血液凝固的影响因素观察报告

实验条件		凝血时间	分析原因
对照管			
粗糙面（棉花少许）			
温度	37℃水浴中		
	在盛有碎冰块的烧杯中		

续表

实验条件		凝血时间	分析原因
肝素 8U	加 CaCl₂ 溶液 2～3 滴前		
	加 CaCl₂ 溶液 2～3 滴后		
草酸钾溶液 1～2mL	加 CaCl₂ 溶液 2～3 滴前		
	加 CaCl₂ 溶液 2～3 滴后		
脑组织浸液			

【注意事项】

1. 7 支试管的口径大小及加入的血量必须一致。

2. 采血过程要快,尽量减少计时的误差。

3. 判断血凝的标准要求一致。一般以倾斜试管达 45° 时,试管内血液不见流动为准。

【思考题】

1. 影响血液凝固的因素有哪些?

2. 在护理工作中,哪些方法可以帮助患者止血?

任务五　心脏搏动观察及药物对离体心脏的影响

一、蛙心正常搏动观察

【技能目标】

1. 学会观察蛙心搏动的方法。

2. 通过实验分析蛙心起搏点。

【知识目标】

1. 掌握蛙心起搏与哺乳动物心脏起搏的不同。

2. 熟悉心脏起搏机制。

【实验原理】

　　哺乳动物心脏的特殊传导组织具有自动节律性,但各部分的自律性高低不同,以窦房结自律性最高。正常的心脏搏动每次都由窦房结发出,依次传到心房肌、房室交界、房室束、心室内传导组织和心室肌,引起整个心脏的兴奋和收缩。所以窦房结被称为哺乳动物心脏的正常起搏点,其他自律组织受窦房结的控制,本身的自律性不表现出来,称为潜在起搏点。当窦房结的兴奋传导受阻时,潜在起搏点可取代窦房结控制心脏的活动。两栖类动物的起搏点是静脉窦。正常情况下,心房和心室在静脉窦起搏细胞发出的冲动作用下顺序搏动。用机械结扎的方法阻断心内传导组织的兴奋传导,有助于观察两栖类动物心脏的正常起搏点和不同部位自律性的高低。

【实验用品】

实验器械:蛙类手术器械、蛙板、滴管、蛙心夹、线、离心管。

实验试剂:任氏液。

【实验对象】

蛙或蟾蜍。

实验操作流程:

1. 手术暴露心脏。

2. 观察辨认蛙心结构。

3. 观察实验结果并记录。

【操作步骤】

1. 暴露心脏。取蛙一只,用探针刺毁脑和脊髓后,将蛙仰卧固定于蛙板上,在胸骨下端夹起皮肤,用粗剪刀剪一小口,再用镊子提起胸骨,将剪刀伸入胸腔内,向两侧下颌角方向,连同皮肤、肌肉和骨骼一起剪开,使创口呈"倒三角形"。用小镊子提起心包膜,用眼科剪将其剪开,暴露心脏。

2. 观察和辨认蛙心的结构。从腹面可观察到一个心室、左右两个心房,动脉圆锥和左、右主动脉干(图2-1-3)。心房和心室之间有一房室沟。用玻璃分针从动脉干背面穿过,将心尖翻向头侧。两心房下段颜色较紫红的膨大部分即是静脉窦。静脉窦与心房之间的半月形白色条纹称窦房沟。

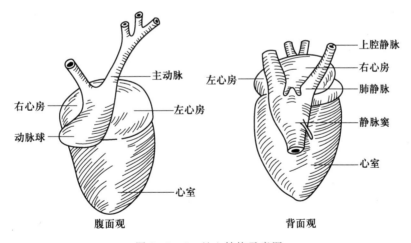

图 2-1-3　蛙心结构示意图

3. 观察静脉窦、心房、心室的搏动顺序,记录它们在单位时间内的搏动次数。

4. 用盛有35～40℃热水和盛有冰块的小试管分别接触心室、心房和静脉窦以改变它们的温度,并观察和记录心脏搏动频率的改变。

5. 斯氏第一结扎。待心搏次数恢复正常后,用细镊子在主动脉干下穿一线备用,再用玻璃分针将心尖翻向头端,暴露心脏背面,找到静脉窦和心房交界的半月形白线(窦房沟),然后将预先穿入的线在窦房沟处结扎(图2-1-4a),以阻断静脉窦和心房间的传导,观察静脉窦、心房、心室是否还在搏动。待一段时间后,心房、心室又恢复搏动时,观察记录静脉窦、心房、心室搏动频率有何变化并进行分析。

6. 斯氏第二结扎。待心房、心室恢复搏动后,在房室沟作一结扎(图2-1-4b),阻断房室之间的传导,观察心房、心室及静脉窦搏动情况。当心室停止搏动若干时间后又恢复搏动,再观察并记录心房、心室搏动的频率。

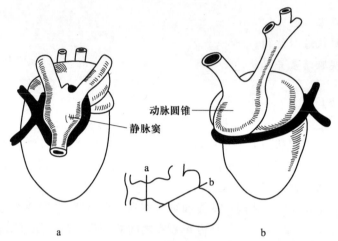

动脉圆锥
静脉窦

a   b

图2-1-4 斯氏结扎示意图
a. 斯氏第一结扎；b. 斯氏第二结扎

【实验结果】

填写蛙心搏动影响因素观察表(表2-1-6)。

表2-1-6 蛙心搏动影响因素观察

实验条件		静脉窦(/min)	心房(/min)	心室(/min)
正常				
静脉窦	加温 35～40℃			
	冰块降温			
心房	加温 35～40℃			
	冰块降温			
心室	加温 35～40℃			
	冰块降温			
斯氏第一结扎				
斯氏第二结扎				

【注意事项】

1. 剪胸骨和胸壁时,剪刀要紧贴胸壁,以免损伤心脏和血管。
2. 在改变心脏局部温度操作中,接触部位要准确,时间不宜过长。
3. 结扎部位要准确,不宜扎得过紧过死,以能阻断兴奋传导为合适。
4. 记录静脉窦、心房、心室搏动频率,要求同步进行,避免误差。
5. 实验过程中,应经常向心脏标本上滴加任氏液以保持心脏湿润。

【思考题】

1. 何谓心脏正常起搏点?哺乳类动物和两栖类动物的心脏起搏点有何不同?
2. 为什么自律性较低的组织活动受自律性较高组织的控制,而不是"各自为政"?
3. 心脏起搏机制如何?
4. 温度对心脏搏动有何影响?

二、蛙心期前收缩和代偿间歇的观察

【技能目标】

1. 学会观察期前收缩和代偿间歇的方法。
2. 能辨认正常心搏曲线及期前收缩和代偿间歇的波形。

【知识目标】

1. 掌握心肌兴奋性的周期性变化及主要特征。
2. 熟悉期前收缩和代偿间歇产生的机制。

【实验原理】

心肌的兴奋性呈周期性变化,特征是有效不应期长,几乎占据了整个心肌收缩期和舒张早期。在此期内给以任何刺激,心肌细胞不会产生再次兴奋和收缩。在心室肌有效不应期之后的相对不应期、超常期,心室处于舒张期,此时给以单个阈上刺激,可产生一次正常节律以外的收缩反应,称为期前收缩。而后到达的正常兴奋恰好落在期前收缩的收缩期,心室不再发生反应,须待下一次兴奋才能发生收缩反应。因此,在期前收缩之后,就会出现一个较长时间的舒张期,称为代偿间歇。

【实验用品】

实验器械:蛙类手术器械、蛙板、蛙心夹、双凹夹、电极、BL-420 生物机能实验系统、张力换能器、刺激器、橡皮泥或电极支架、滴管。

实验试剂:任氏液。

【实验对象】

蛙或蟾蜍。

实验操作流程:
1. 手术暴露心脏。
2. 实验仪器准备。
3. 观察实验结果并记录

【操作步骤】

1. 暴露心脏。取蛙一只,破坏脑和脊髓后,仰卧位固定在蛙板上,用粗剪刀于胸骨下方剪开皮肤,以镊子提起剑突,用剪刀向胸骨上作一"V"字形切口,剪断左右锁骨,形成一"倒三角形"创口。用小镊子提起心包,用眼科剪小心剪开心包膜,暴露出心脏。

2. 用连线的蛙心夹在心脏舒张期夹住心尖,将线连至张力换能器,使线有一定张力,调整蛙板位置使连线与桌面垂直。将换能器与 BL-420 生物机能实验系统的第 1 通道相连。

3. 将刺激电极接触心脏,固定于铁支架上,使心室始终与刺激电极密切接触。将电极与 BL-420 生物机能实验系统输出接口相连。

4. 打开计算机,进入生物机能实验系统操作界面,选择实验项目→循环实验→期前收缩和代偿间歇。调节灵敏度、速度,使记录的波形大小适中,清晰可辨。

5. 实验项目及结果观察

(1) 记录正常心搏活动曲线,观察曲线与心室收缩、舒张的关系及频率。

(2) 选择中等强度的电刺激,分别在心室舒张的早期、中期和晚期给予单个刺激,观察心搏曲线的变化。注意能否引起期前收缩和代偿间歇。

(3) 以同等刺激强度在心室收缩期给予刺激,观察心搏曲线有无改变;如增加刺激强度,在心室收缩期再给予一次刺激,观察心搏曲线有无改变。

【实验结果】

填写蛙心不同时期接受中等刺激的心搏曲线变化观察表(表 2-1-7)。

表 2-1-7 蛙心不同时期接受中等刺激的心搏曲线变化观察

实验条件		心搏曲线
正常		
中等强度电刺激	心室舒张早期	
	心室舒张中期	
	心室舒张晚期	
	心室收缩期	
增加强度电刺激心室收缩期		

【注意事项】

1. 实验中经常用任氏液湿润心脏,以保持心肌组织的活性。

2. 每刺激一次后,要待恢复几个正常心搏曲线之后再行第 2 次刺激。

3. 用蛙心夹夹住心尖时勿损伤心室。

4. 选择刺激强度时,可先用刺激电极刺激蛙的腹壁肌肉,以检测强度是否适宜。

【思考题】

1. 为何心室有时对刺激反应,而有时则无反应?

2. 心肌有效不应期对心脏泵血功能有何生理意义?

3. 试述期前收缩和代谢间歇产生的原因。

三、药物对离体蛙心的影响

【技能目标】

1. 学会离体心脏灌流的方法。

2. 观察钾离子、钙离子浓度、肾上腺素、乙酰胆碱对离体蛙心活动的影响。

【知识目标】

1. 掌握肾上腺素、乙酰胆碱对心脏的影响。

2. 熟悉不同药物和离子对心脏的影响机制。

【实验原理】

低等动物离体心脏在适宜环境中,在一定时间内能保持自动节律性的收缩活动。实验用任氏液灌流离体蛙心,使其维持正常的节律性活动,在此基础上改变灌流液中的成分或向灌流液中加入各种药物,可观察到心脏活动的改变。

【实验用品】

实验器械:蛙类手术器械、蛙板、蛙心夹、蛙心插管、BL-420 生物机能实验系统、张力换能器、试管夹、线、双凹夹、铁支架、小烧杯、橡皮泥、滴管等。

实验试剂:0.01%肾上腺素、0.001%乙酰胆碱、0.01%普萘洛尔、0.05%阿托品、0.65% NaCl、1% KCl、2%CaCl$_2$、任氏液。

【实验对象】

蛙或蟾蜍。

实验操作流程:

1. 制备离体蛙心标本。

2. 连接实验装置。

3. 观察不同离子、药物对心脏的影响。

【操作步骤】

1. 制备标本

(1)破坏蛙脑和脊髓,暴露心脏,用连线的蛙心夹在心舒张期夹住心尖,用橡皮泥将蛙心的连线固定在蛙板上,将蛙板倒转,使蛙头部朝向操作者。

（2）插管：在主动脉下穿一线备用。
用眼科剪在主动脉球前剪一个向心小斜
口,将盛有部分任氏液的蛙心插管插入
主动脉球(图 2-1-5),然后稍向后退,
再转向背部和心尖方向,在心室收缩期
经主动脉瓣插入心室腔内,若有血液射
入插管内且插管液面随心搏升降则可确
定插管已经进入心室,将备用的线结扎
固定套管,再固定在插管外的小凸起上。
吸去蛙心和插管内的血液,用任氏液反
复冲洗,直至插管内灌流液无色为止。

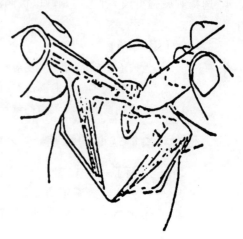

图 2-1-5　离体蛙心插管法

（3）摘出心脏：左手小心提起插管
和心脏,在心脏下方绕一丝线,结扎右主
动脉、左右肺静脉、前后腔静脉。右手持眼科剪在结扎下方剪去与心脏相连的组织,将
心脏摘出。

2. 连接实验装置　将蛙心插管固定在铁支架上,连线的蛙心夹在心舒张期夹住
心尖。蛙心夹连线连至张力换能器,换能器导线连至 BL-420 生物机能实验系统前
面板的信号输入通道接口 CH1 上(图 2-1-6)。打开计算机,进入生物机能实验系统
操作界面,选择实验项目→循环实验→蛙心灌流。

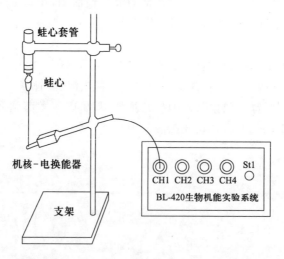

图 2-1-6　蛙心机械-电换能器 BL-420
生物机能实验系统

3. 观察项目
（1）记录一段正常蛙心搏动曲线,观察心搏频率和心室收缩强弱。

(2) 将蛙心插管内的任氏液全部吸出,换为 0.65% NaCl 溶液,观察心脏活动及曲线变化,待明显变化后,一人暂停走纸做标记,另一人将 0.65% NaCl 溶液全部吸出,换新鲜任氏液清洗 2~3 次使之恢复。

(3) 在任氏液中加入 2%CaCl$_2$ 溶液 1~2 滴,观察心脏活动及曲线变化,然后照前述方法冲洗蛙心。

(4) 在任氏液中加入 1 滴 1% KCl 溶液,观察心搏活动。当曲线明显变化后,立即将插管内液体吸出,反复用任氏液冲洗,直至心脏活动恢复正常。

(5) 观察肾上腺素及其受体阻断剂的作用:向蛙心插管内加入 0.01%肾上腺素 2~3 滴,观察心脏活动及曲线变化。然后将插管内液体全部吸出换为任氏液。向插管内加入 0.01%普萘洛尔 1~2 滴,在数十秒后,心脏出现明显变化时,再向插管内加入与前面等量的肾上腺素,观察心脏活动及曲线变化。

(6) 观察乙酰胆碱及其受体阻断剂的作用:向插管内任氏液中加入 0.001%乙酰胆碱溶液 1 滴,观察心脏活动及曲线变化。然后冲洗,待心脏活动恢复正常后,向插管内加入 0.05%阿托品溶液 1~2 滴,数十秒后,心脏出现明显变化时,再加入与前面等量的乙酰胆碱溶液,观察心脏活动及曲线变化。

【实验结果】

填写不同药物对离体蛙心的影响实验观察表(表 2-1-8)。

表 2-1-8　不同药物对离体蛙心影响的观察

实验条件		心搏频率	心室收缩强弱	蛙心搏动曲线
正常状态(任氏液)				
0.65% NaCl 溶液				
任氏液(加入 2%CaCl$_2$)				
任氏液(加入 1%KCl)				
任氏液	加 0.01%肾上腺素			
	全部吸出换任氏液			
	加 0.01%普萘洛尔			
	加与前面等量肾上腺素			
	加 0.001%乙酰胆碱			
	冲洗			
	0.05%阿托品			
	加与前面等量乙酰胆碱			

【注意事项】

1. 摘出心脏时勿伤及静脉窦。

2. 实验过程中,始终保持蛙心插管内液体恒定,以保证稳定的负荷。

3. 经常用任氏液湿润心脏,以防标本干燥。

4. 每次加药一旦出现明显效果后,应立即吸出插管内液体,然后用任氏液反复冲洗,直至心脏活动恢复正常后再进行下一实验项目。

5. 吸管要专用,以免影响实验效果。

【思考题】

1. 每次更换任氏液时,为什么液面要保持同一水平?

2. 肾上腺素和去甲肾上腺素对心血管作用有何不同?

3. 高浓度的钙离子对心脏有何影响? 为什么?

任务六　常用医用溶液配制与药物作用影响因素

一、常用医用溶液的配制

【技能目标】

1. 学会正确使用注射器、量筒、天平等器材。

2. 学会常用医用溶液的稀释与配制方法。

3. 联系临床护理用药查对制度,养成"三查七对一注意"的核对习惯。

【知识目标】

1. 掌握配制不同浓度溶液的计算方法。

2. 熟悉常用医用溶液的用途。

【实验原理】

在某些情况下,常用医用溶液需要医院自行配制使用,正确配制是保证质量的重要环节之一。溶液的稀释是依据稀释前后溶液中溶质的量不变的原则,根据所要配制的稀溶液的浓度(C)和体积(V)与浓溶液的浓度,利用稀释公式 $C_1V_1 = C_2V_2$ 计算出浓溶液所需量并量取,然后加水稀释至一定体积。溶液的质量浓度(g/L)是指 1 l 溶液中含溶质的克数,质量浓度溶液的配制是根据所需配制溶液的体积和质量浓度,计算出所需溶质的克数,再将溶质溶解并加水至需要的体积。

严格地讲,医用溶液的配制应在无菌环境下进行,用于体内或体表的溶液需高压灭菌消毒后方可使用。本实验旨在练习药物制剂的稀释与配制方法,并熟悉常用医用溶液的用途。

【实验用品】

实验器材:量筒或量杯(10 mL、50 mL、100 mL)、1 mL 刻度吸管或注射器、天平砝码一套、滤纸、牛角匙、烧杯(10 mL、50 mL)、玻璃棒等。

实验试剂：氯化钠、无水乙醇、蒸馏水、碘、碘化钾、5%新洁尔灭溶液。

实验操作流程：

1. 计算配制一定量溶液所需固体或液体的试剂量。

2. 称取配制溶液所需固体或液体的试剂量。

3. 溶解加液配制溶液。

【操作步骤】

1. 配制 0.9%氯化钠 100 mL　先计算配制 100 mL 生理盐水溶液所需氯化钠的量。准确称取计算所得的氯化钠置于 100 mL 烧杯中，加入少量蒸馏水，用玻璃棒搅拌溶解后转移至 100 mL 量筒中，再缓慢加入蒸馏水至所需刻度。

2. 配制 75%酒精 10 mL　先计算配制 75%乙醇 10 mL 所需无水乙醇的体积。用 10 mL 量筒量取计算所得的无水乙醇，缓慢加蒸馏水至 10 mL 混匀即可。

3. 配制 2%碘酊 10 mL　按上述方法配制 50%乙醇 10 mL 备用。称取碘片 0.2 g 及碘化钾 0.15 g，置于 10 mL 烧杯内，先加少量 50%乙醇搅拌，溶解后转移至 10 mL 量筒，再缓慢加入 50%乙醇至 10 mL 混匀即可。

4. 配制 0.1%苯扎溴铵 50 mL　先计算配制 0.1%苯扎溴铵 50 mL 需要 5%苯扎溴铵的体积。用 1 mL 刻度吸管或注射器量取计算所得 5%苯扎溴铵，置于 50 mL 量筒内，缓慢加蒸馏水至 50 mL 混匀即可。

【实验结果】

填写常用医用溶液的配制所需试剂量(表 2-1-9)。

表 2-1-9　常见医用溶液的配制

配制的液体	氯化钠(g)	无水乙醇(mL)	碘片(g)	碘化钾(g)	5%苯扎溴铵(mL)	50%乙醇(mL)	蒸馏水(mL)
0.9%氯化钠 100 mL		—	—	—	—	—	
75%乙醇 10 mL	—		—	—	—	—	
50%乙醇 10 mL	—		—	—	—	—	
2%碘酊 10 mL	—	—			—		—
0.1%苯扎溴铵 50 mL	—	—	—	—		—	

【注意事项】

1. 实验用品使用前要清点检查,实验中玻璃器皿要轻拿轻放,避免损坏使药液漏出影响实验结果。

2. 选择量器时要注意其量程和精度。

3. 固体药物称量时应少量多次取用,抽取液体药物应准确,药物取用过多时,不宜再放回原瓶中。

4. 碘片不易溶解,称取时尽量选小块,宜将碘与碘化钾同时放入烧杯内,先用少量 50% 乙醇搅拌溶解。

【思考题】

1. 临床用乙醇消毒的最佳浓度是多少?

2. 2% 碘酊有何用途?

3. 新洁尔灭作用特点有哪些?浓度不同时用途有何不同?

二、药品注射剂的体外配伍观察

【技能目标】

1. 学会观察药品注射剂在体外配伍时的变化。

2. 熟练使用注射器配制液体或固体注射剂,为临床正确调配药物奠定基础。

3. 联系临床护理用药查对制度,养成"三查七对一注意"的良好习惯。

【知识目标】

1. 掌握药物在体外和体内的相互作用、药物的配伍禁忌概念及临床意义。

2. 熟悉实验药物的药理作用、临床应用。

【实验原理】

临床上联合用药时,药物在体外配制或进入体内时发生相互作用而影响疗效。这种由联合用药引起药物的理化性质或药理作用的改变,使疗效降低或毒性反应增加的现象,称药物的配伍禁忌。当2种或2种以上药物在体外混合配制时,可能出现浑浊、沉淀、变色、产生气体等现象,使药效降低或失效,甚至毒性增加,也可能发生肉眼观察不到的变化,而药物性质已改变或效价降低。发生原因多与药液的 pH、溶剂性质的改变、药物浓度、温度、配伍药量及混合顺序等有关。

【实验用品】

实验器材:玻璃试管、记号笔、试管架、注射器(1 mL、5 mL)。

实验试剂:实验药物均为临床所用的药品注射剂(表 2-1-10)。

【实验对象】

各配伍禁忌药物。

> **实验操作流程：**
> 1. 准备实验用品，试管编号。
> 2. 溶解粉针剂，抽取药液加入到试管中。
> 3. 混匀，观察并记录药液性状及颜色变化。

【操作步骤】

将所用玻璃试管放于试管架上，编号。根据实验所需药物的浓度溶解粉针剂，按照表格所示，分别用注射器抽取 2 种配伍药物先后加入到对应的试管中，除特别指明外，药物用量均为 1 mL。药液加入试管时应将注射器针头贴于试管壁，然后将药液缓慢推出，轻轻混匀两药，于 1 min 内仔细观察混合药液性状及颜色有何变化，将观察结果记录到表格中，10 min 后再次观察药液有何改变，做好记录。

【实验结果】

填写药品注射剂的体外配伍观察表（表 2 - 1 - 10）。

表 2 - 1 - 10 药品注射剂的体外配伍观察

试管号	药物 1 （浓度或含量）	药物 2 （浓度）	现象 （性状、颜色）
1	青霉素钠(10 万 U/mL)	葡萄糖(5%)	
2	青霉素钠(10 万 U/mL)	苯海拉明(2%)	
3	青霉素钠(10 万 U/mL)	地塞米松(0.5%)	
4	头孢哌酮钠(10%)	环丙沙星(0.1%)	
5	头孢哌酮钠(10%)	葡萄糖酸钙(10%)	
6	头孢曲松钠(10%)	葡萄糖酸钙(10%)	
7	头孢曲松钠(10%)	呋塞米(1%)	
8	头孢噻肟钠(10%)	葡萄糖(5%)	
9	头孢唑啉钠(10%)	苯海拉明(2%)	
10	乳酸环丙沙星(0.1%)	呋塞米(1%)	
11	乳酸环丙沙星(0.1%)	氨茶碱(2.5%)	
12	地塞米松(0.5%)	氯化钙(5%)	
13	地塞米松(0.5%)	异丙嗪(2.5%)	

续表

试管号	药物 1 （浓度或含量）	药物 2 （浓度）	现象 （性状、颜色）
14	地塞米松（0.5%）	碳酸氢钠（5%）	
15	氨茶碱（2.5%）	异丙嗪（2.5%）	
16	碳酸氢钠（5%）	异丙嗪（2.5%）	
17	红霉素 1 支（0.25g）	NaCl（0.9%）5 mL	
18	红霉素 1 支（0.25g）	葡萄糖（5%）5 mL	
19	红霉素（5%）	维生素 C（12.5%）	
20	红霉素（5%）	氯化钾（10%）	

【注意事项】

1. 实验用品使用前要清点检查，实验中玻璃器皿要轻拿轻放，避免损坏使药液漏出而影响实验。

2. 重复使用注射器时应清洗干净后方可抽取下一药液，药液加入到试管时应贴壁加入，避免产生气泡影响实验结果。

3. 除特殊指明外，注射用粉针剂一般用蒸馏水溶解。

4. 严格地讲，药物配制是护士按照医师用药处方、经药师审核其配方的合理性后，按照无菌操作要求完成。药物配伍受药物、溶剂及生产厂家等多方面的影响，临床实践中应根据配伍时的实际变化、药品说明书或其他参考资料，确认后决定可否使用。本实验旨在培养学生学会观察药品注射剂的体外配伍变化，为今后正确调配药物奠定基础。

【思考题】

1. 简述配伍禁忌概念及临床意义。

2. 调配注射剂时无可见变化是否一定不存在配伍禁忌？为什么？

三、给药剂量对药物作用的影响

（一）不同剂量戊巴比妥钠的作用观察

【技能目标】

1. 观察不同剂量巴比妥类药物的作用差异，做好用药监护。

2. 练习小鼠捉持法和腹腔注射法。

【知识目标】

1. 掌握不同剂量巴比妥类药物的作用特点，并联系其临床应用。

2. 熟悉巴比妥类药物的不良反应及防治措施。

【实验原理】

药物剂量的大小决定血药浓度的高低,血药浓度又决定药理效应。在一定剂量范围内,随着药物剂量的增加,药理效应相应增强,二者呈正比关系,但超过一定范围则可能出现中毒,甚至死亡。戊巴比妥钠是中枢神经抑制药,随着给药剂量的增加,抑制作用逐渐增强,依次表现为镇静、催眠、抗惊厥、麻醉,过量使用可抑制呼吸中枢和血管运动中枢,严重时可麻痹延髓呼吸中枢而死亡。

【实验用品】

实验器材:1 mL 注射器、4 号或 5 号针头、鼠笼、大烧杯、天平砝码一套。

实验试剂:生理盐水、戊巴比妥钠溶液(0.5％、0.2％及 0.05％)。

【实验对象】

小白鼠。

实验操作流程:

1. 取小鼠编号、称重,观察正常活动。

2. 给药。

3. 观察用药后小鼠变化,记录发生时间。

4. 分析不同给药剂量对药物作用的影响。

【操作步骤】

取小鼠 3 只,编号、称重,观察正常活动情况。分别给小鼠腹腔注射 0.5％、0.2％及 0.05％戊巴比妥钠溶液 0.2 mL/10g,给药后分别置于 3 个大烧杯中。记录给药时间,观察其活动变化及翻正反射消失的时间和恢复时间,并比较小鼠反应有何不同,将观察结果记录到下表中。

【实验结果】

填写不同剂量戊巴比妥钠的作用观察表(表 2 - 1 - 11)。

表 2 - 1 - 11　不同剂量戊巴比妥钠的作用观察

鼠号	体重(g)	戊巴比妥钠浓度及剂量	用药后反应	
			活动及呼吸情况	翻正反射消失时间及恢复时间
甲				
乙				
丙				

注:也可用 0.1％、0.4％和 0.8％异戊巴比妥钠溶液 0.2 mL/10 g 小鼠腹腔注射

（二）不同剂量咖啡因的作用观察

【技能目标】

1. 学习药物疗效及不良反应的观察，做好用药监护。

2. 练习小鼠捉持法和腹腔注射法。

【知识目标】

1. 掌握不同剂量咖啡因的作用及不良反应产生机制。

2. 熟悉中枢兴奋药的分类及常用药物作用特点，并联系其临床应用。

【实验原理】

药物剂量的大小决定血药浓度的高低，血药浓度又决定药理效应，药物剂量超过一定范围可能出现中毒，甚至死亡。咖啡因属于中枢兴奋药，小剂量时可选择性兴奋大脑皮质，大剂量时可兴奋延髓呼吸中枢和血管运动中枢，使呼吸加深加快、血压升高，中毒剂量时则能兴奋脊髓导致惊厥，甚至死亡。

【实验用品】

实验器材：1 mL 注射器、4 号或 5 号针头、鼠笼、大烧杯、天平砝码一套。

实验试剂：生理盐水、苯甲酸钠咖啡因注射液（0.2％、2％、5％）。

【实验对象】

小白鼠。

实验操作流程：

1. 取小鼠编号、称重，观察正常活动。

2. 给药。

3. 观察用药后小鼠变化，记录发生时间。

4. 分析不同给药剂量对药物作用的影响。

【操作步骤】

取小鼠 3 只，编号、称重，观察小鼠正常活动。各鼠分别腹腔注射浓度为 0.2％、2％和 5％苯甲酸钠咖啡因溶液 0.2 mL/10 g，给药后将小鼠分别放入大烧杯中，记录给药时间，密切观察各鼠有无活动增加、呼吸急促、震颤、竖尾、跳跃或死亡等反应，记录反应发生时间及程度，并比较各鼠有何不同，将观察结果记录到下表。

【实验结果】

填写不同剂量咖啡因对小鼠活动反应观察表（表 2-1-12）。

表 2－1－12　不同剂量咖啡因的作用观察

鼠号	体重(g)	咖啡因浓度及剂量	用药后反应	
			活动及呼吸情况	惊厥发生时间及表现
甲				
乙				
丙				

【注意事项】

1. 捉持小鼠时应严格按照操作要求进行,严防被咬伤。

2. 小鼠腹腔注射部位宜在左下腹,避免损伤肝造成出血,要确保药液注入腹腔内。

3. 小鼠翻正反射:轻轻用手将小鼠侧卧或仰卧,正常小鼠会立即恢复正常姿势,为翻正反射存在。如超过 1 min 小鼠不能恢复正常姿势,即为翻正反射消失,是小鼠产生睡眠的客观指标。

4. 小鼠兴奋的表现:小鼠活动增加、在原地洗脸、呼吸急促、震颤、竖尾、跳跃,之后出现全身阵挛性或强直性收缩(即惊厥),最后死亡。

【思考题】

1. 分析不同给药剂量对药物作用有何影响?

2. 什么是药物的安全范围? 对临床用药有何指导意义?

3. 结合实验结果,分析戊巴比妥钠或咖啡因在临床用药时的注意事项。

四、给药途径对药物作用的影响

【技能目标】

1. 学会观察不同给药途径对药物作用的影响。

2. 学会观察硫酸镁急性中毒表现及钙剂的解救效果。

3. 练习家兔捉持法、耳缘静脉注射法和灌胃法。

【知识目标】

1. 掌握不同给药途径硫酸镁的作用特点。

2. 熟悉硫酸镁急性中毒表现、中毒机制及解救措施。

【实验原理】

给药途径不同,药物的吸收速度和程度不同,从而影响药物作用的起效快慢和强度,甚至发生质的改变。硫酸镁口服具有导泻、利胆作用,注射给药可产生抗惊厥和降压作用。硫酸镁口服难吸收,使肠腔渗透压增高,阻止水分吸收,肠容积增大,刺激肠壁,肠蠕动加快而导泻;硫酸镁注射给药,可使血中 Mg^{2+} 增加,抑制运动神经末梢释放乙酰胆碱递质,使骨骼肌松弛,严重时可因呼吸肌麻痹而死亡。Ca^{2+} 与 Mg^{2+} 相互有竞争性拮抗作用,故镁盐中毒时可用钙剂解救。

【实验用品】

实验器材:注射器(5 mL、10 mL、20 mL)、6 号针头、胃管(可用导尿管代替)、药棉、液状石蜡、兔开口器、婴儿秤。

实验试剂:10%硫酸镁溶液、5%氯化钙溶液。

【实验对象】

家兔。

实验操作流程:

1. 取家兔称重,观察正常活动、呼吸及排便情况。

2. 不同途径给药。

3. 观察用药后家兔变化,记录发生时间,及时抢救。

4. 分析不同给药途径对药物作用的影响。

【操作步骤】

取家兔 2 只,称重、编号、观察正常活动、呼吸及排便情况。甲兔由耳缘静脉缓慢注射 10%硫酸镁 2 mL/kg,观察肌张力(头是否下垂、能否站立)和呼吸变化。当家兔不能站立、呼吸减弱时,停止注射,并立即耳缘静脉注射 5%氯化钙(1～2) mL/kg,观察肌张力、呼吸和排便变化,抢救后可能再次出现肌肉松弛,应反复给予氯化钙直至完全抢救。乙兔给予 10%硫酸镁 8 mL/kg 灌胃,观察动物有无上述变化,持续观察半小时,将观察结果记录到表(表 2-1-13)中。

【实验结果】

填写不同给药途径对药物作用的影响表(表 2-1-13)。

表 2-1-13　不同给药途径对药物作用的影响

兔号	体重(kg)	10%硫酸镁剂量	给药途径	用药后反应及出现时间
甲			静脉	
乙			灌胃	

注:也可用2%尼可刹米 0.2 mL/10 g 小鼠腹腔注射、皮下注射及灌胃

【注意事项】

1. 家兔耳缘静脉注射硫酸镁时,必须缓慢注射(1～2 min),并密切观察变化,否则中毒严重难以解救。

2. 给家兔灌胃时宜 2 人配合,插入开口器,将液状石蜡涂于胃管一端后,沿咽后壁缓缓插入,避免刺破食管或误入气管。

3. 插入胃管后,应将胃管体外的一端插入盛有蒸馏水的大烧杯中,检查是否有气泡,如有气泡应立即拔出重插。

4.氯化钙应事先抽好备用,推注时速度不宜过快,否则可因钙中毒使心搏骤停。

【思考题】
1.硫酸镁静脉注射和灌胃的效应有何不同?为什么?对临床有何指导意义?
2.硫酸镁过量中毒主要表现在哪些方面?可用何药抢救?

五、药物剂型对药物作用的影响

【技能目标】
1.学会观察不同剂型的士的宁对蟾蜍作用的差异。
2.练习蟾蜍胸淋巴囊内注射法。

【知识目标】
1.掌握不同剂型士的宁的作用特点,并联系临床应用。
2.熟悉药物剂型对药物作用的影响。

【实验原理】
药物剂型是影响药物效应的因素,药物剂型与给药途径有关,当给药途径相同而剂型不同时,可通过影响药物的吸收,进而影响药物起效快慢及作用强弱。注射时,吸收率由高到低依次为水溶液>混悬液>油溶液;口服时,吸收率由高到低依次为水溶液>散剂>片剂。

【实验用品】
实验器材:铁丝笼、天平砝码一套、1 mL注射器等。
实验试剂:0.04%硝酸士的宁水溶液、0.04%硝酸士的宁胶浆溶液(含阿拉伯凝胶6%~8%)。

【实验对象】
蟾蜍或青蛙。

实验操作流程:
1.取蟾蜍称重,观察正常活动情况。
2.给药。
3.观察用药后蟾蜍变化,记录发生时间。
4.分析药物不同剂型对药物作用的影响。

【操作步骤】
取蟾蜍2只,称重、编号。甲蟾蜍于胸淋巴囊内注射0.04%硝酸士的宁水溶液0.8 mL/100 g,乙蟾蜍胸淋巴囊内注射等量的0.04%硝酸士的宁胶浆溶液。将蟾蜍放在铁丝笼内,不时触动它们,观察有无反应亢进现象,直至出现强直性惊厥。比较2

只蟾蜍给药后发生强直性惊厥的时间及惊厥的严重程度,做好结果记录。

【实验结果】

填写不同药物剂型对药物作用的影响表(表2-1-14)。

表 2-1-14　药物剂型对药物作用的影响

蟾蜍号	体重(g)	0.04%硝酸士的宁剂量	剂型	出现惊厥的时间和惊厥程度
甲			水溶液	
乙			胶浆溶液	

【注意事项】

1. 实验应做好胸淋巴囊内注射。

2. 2只蟾蜍触动频率及力量应基本一致。

【思考题】

为什么药物剂型不同对药物作用有影响? 有何临床意义?

六、静脉注射速度对药物作用的影响

【技能目标】

1. 学会观察不同速度静脉注射相同剂量的氯化钙对药物作用的影响。

2. 强化家兔捉持法、耳缘静脉注射法。

【知识目标】

1. 掌握不同速度静脉注射氯化钙对药物作用的区别,并联系其临床应用。

2. 熟悉氯化钙的作用机制及中毒的解救措施。

【实验原理】

钙离子有广泛的药理作用,具有维持神经肌肉正常的兴奋性、促进心肌兴奋-收缩耦联的形成、增加毛细血管致密度、竞争性拮抗镁离子、对抗高钾血症、参与凝血过程及促进骨骼钙化等作用。钙剂静脉注射过快可引起恶心、呕吐、心律失常,并可使心搏停止于收缩期。

【实验用品】

实验器材:10 mL注射器、6号针头、婴儿秤、酒精棉球、干棉球。

实验试剂:5%氯化钙。

【实验对象】

家兔。

实验操作流程:
1. 取兔,称重、编号、观察正常活动、呼吸及心搏情况。
2. 按不同速度静脉注射氯化钙。
3. 观察用药后家兔变化,记录发生时间。
4. 分析静脉注射速度不同对药物作用的影响。

【操作步骤】

取家兔2只,称重、编号。观察正常活动、呼吸及心率情况后,甲兔由耳缘静脉快速推注(5~10 s)5%氯化钙5 mL/kg;乙兔由耳缘静脉缓慢(4~5 min)注射相同剂量的氯化钙,观察2只家兔呼吸、心率的变化(注意是否心脏停搏),并比较有何不同,将观察结果记录到表(表2-1-15)中。

【实验结果】

填写不同静脉注射速度对药物作用的影响表(表2-1-15)。

表 2-1-15　静脉注射速度对药物作用的影响

兔号	体重(kg)	5%氯化钙剂量	给药速度	用药后出现的反应及时间
甲			快速注射	
乙			缓慢注射	

【注意事项】

耳缘静脉注射要准确,且应掌握好注射速度。

【思考题】

1. 为什么静脉注射速度对药物作用有影响? 有何临床意义?
2. 临床注射氯化钙时应注意什么?

任务七　丁卡因和普鲁卡因的表面麻醉作用观察

【技能目标】

1. 学会观察丁卡因与普鲁卡因表面麻醉作用的差异。
2. 学会正确的滴眼药方法。

【知识目标】

1. 掌握丁卡因和普鲁卡因的表面麻醉作用特点,并联系临床用药的选择。
2. 熟悉常用局麻药的麻醉方法及其对药物的要求。

【实验原理】

局麻药是一类局部应用于神经末梢或神经干周围,能可逆性阻断神经冲动的产生和传导,在意识清醒的状态下,使局部疼痛暂时消失的药物。表面麻醉是将药液直接点滴、涂布或喷于黏膜表面,使黏膜下的感觉神经末梢麻醉。普鲁卡因和丁卡因是临床常用的局麻药,丁卡因黏膜穿透力强、毒性大,主要用于表面麻醉,多用于口腔、鼻、眼等部位的手术或检查;普鲁卡因黏膜穿透力弱,禁用于表面麻醉。

【实验用品】

实验器材:滴管 2 支、兔固定箱、手术剪。

实验试剂:1％盐酸丁卡因溶液、1％盐酸普鲁卡因溶液。

【实验对象】

家兔。

实验操作流程:

1. 取家兔,观察两眼正常的眨眼反射。

2. 滴眼药。

3. 观察用药后不同时间两眼眨眼反射变化。

4. 分析、比较两药表面麻醉作用特点,联系临床应用。

【操作步骤】

取家兔 1 只,放入兔固定箱内,剪去两眼睫毛,用兔须触试两眼角膜表面的上、中、下、左、右 5 个位点,观察并记录眨眼反射,正常情况下反射存在。

实验者站在兔固定箱后方,分别用左、右手的拇指和示指将家兔左、右眼的下眼睑拉成袋状,并用中指压住鼻泪管,助手将 1％盐酸普鲁卡因溶液和 1％盐酸丁卡因溶液各 2 滴分别滴入家兔的左、右眼。轻柔下眼睑,使药液与角膜充分接触,保留 1 min 后放手任药液自然流出。

滴药后在不同时间分别检查两眼眨眼反射一次,持续观察 30 min 并做好结果记录(表 2-1-16)。

【实验结果】

填写丁卡因和普鲁卡因对兔眼的表面麻醉作用观察表(表 2-1-16)。

表 2-1-16　丁卡因和普鲁卡因的表面麻醉作用观察

兔眼	药物及剂量	用药前眨眼反射	用药后眨眼反射(min)					
			2	5	10	15	20	30
左	1％盐酸丁卡因							
右	1％盐酸普鲁卡因							

【注意事项】

1. 滴眼药时,应压住鼻泪管,防止药液流入鼻腔而吸收中毒。

2. 选用刺激角膜的兔须宜软硬适中,实验中应用同一根兔须,每次用力尽量一致。

3. 刺激角膜时,兔须不可触及眼睑或睫毛,兔须应从侧面达到角膜,以免动物看到实验者的手而眨眼,影响实验结果。

4. 记录时,"＋"表示眨眼反射存在,表明角膜未麻醉或未完全麻醉;"－"表示无反应,表明角膜完全麻醉。

【思考题】

丁卡因和普鲁卡的表面麻醉作用有何不同? 有何临床意义?

任务八　丁卡因和普鲁卡因毒性观察与中毒解救

【技能目标】

1. 学会观察丁卡因和普鲁卡因的毒性表现及地西泮解救效果。

2. 强化小鼠的捉持及腹腔注射法。

【知识目标】

1. 掌握局麻药的中毒表现及解救措施。

2. 熟悉丁卡因和普鲁卡因不良反应的产生机制,并联系临床应用。

【实验原理】

局麻药除了产生局部麻醉作用外,还可从给药部位吸收产生作用,后者主要表现为中枢神经脱抑制的兴奋反应和心血管系统的抑制,严重时导致血压下降、甚至心搏骤停或惊厥,当出现惊厥时可给予地西泮抢救。丁卡因毒性大,约为普鲁卡因的 10 倍,故临床上不宜用于浸润麻醉,用于其他麻醉方法时也应严防吸收或误入血管而中毒。

【实验用品】

实验器材:1 mL 注射器、4 号或 5 号针头、鼠笼、大烧杯、天平砝码一套。

实验试剂:1％盐酸丁卡因溶液、1％盐酸普鲁卡因溶液、0.5％地西泮。

【实验对象】

小白鼠。

实验操作流程:

1. 取小鼠,编号、称重,观察正常活动。

2. 腹腔注射药物。

3. 观察用药后小鼠变化,,记录发生时间。

4. 分析、比较两药毒性大小,联系临床应用。

【操作步骤】

取大小相近的小鼠2只，编号、称重，观察正常活动。甲鼠腹腔注射1%盐酸丁卡因溶液0.1 mL/20 g，乙鼠腹腔注射1%盐酸普鲁卡因溶液0.1 mL/20 g，给药后分别放入大烧杯中，观察2鼠用药后有何反应，记录出现反应的时间，当小鼠出现惊厥前兆时立即腹腔注射地西泮0.1 mL/10 g，将观察结果记录到表2-1-17中。

【实验结果】

填写丁卡因和普鲁卡因对小鼠的毒性反应观察表（表2-1-17）。

表2-1-17　丁卡因和普鲁卡因毒性观察

鼠号	体重(g)	药物及剂量	用药后反应及时间	0.5%地西泮	解救效果
甲		1%盐酸丁卡因			
乙		1%盐酸普鲁卡因			

【注意事项】

1. 应事先将地西泮抽入注射器备用。

2. 用药后密切观察小鼠反应，当出现呼吸急促、震颤、竖尾等惊厥前兆时立即解救，抢救不及时可致小鼠死亡。

【思考题】

1. 丁卡因和普鲁卡的毒性有何不同？应用时应注意什么？

2. 根据实验结果，阐述两药的临床应用。

任务九　氯丙嗪的镇静和降温作用观察

【技能目标】

1. 能够熟练使用体温计观察氯丙嗪对体温的影响。

2. 强化小鼠捉持法、腹腔注射法和肛温测量法。

【知识目标】

1. 掌握氯丙嗪降温作用特点，并联系其临床应用。

2. 熟悉氯丙嗪影响体温的作用机制。

【实验原理】

当外界环境温度改变时，恒温动物通过体温调节机制维持体温的相对恒定。氯丙嗪可阻断DA受体、a受体、M受体，具有镇静安定、抗精神病、镇吐、调节体温及影响心血管系统等作用。氯丙嗪可通过阻断下丘脑DA受体，抑制体温调节中枢，导致体温调节失灵，使机体体温随环境温度的变化而变化。

【实验用品】

实验器材:肛温计、1 mL 注射器、4 号或 5 号针头、冰箱(或冰池)、鼠笼、大烧杯、药棉、液状石蜡、天平砝码一套。

实验试剂:生理盐水、0.08%盐酸氯丙嗪溶液。

【实验对象】

小白鼠。

实验操作流程:

1. 取小鼠,称重、编号,观察正常活动。

2. 准备肛温计,测体温。

3. 分组,给药。

4. 观察小鼠体温及活动的变化,记录发生时间。

5. 分析氯丙嗪的镇静和降温作用特点,联系临床应用。

【操作步骤】

取小鼠 4 只,称重、编号,先观察正常活动情况。左手捉持小鼠,右手持涂有液状石蜡的肛温计顺着肛门方向慢慢插入肛门 1.5~2.0 cm,3 min 后取出读数,隔 2 min 后再测 1 次体温,求其平均值作为用药前体温。甲、乙 2 鼠腹腔注射 0.08%盐酸氯丙嗪溶液 0.1 mL/10 g,丙、丁 2 鼠腹腔注射生理盐水 0.1 mL/10 g,乙、丁鼠置于冰箱中,分别在用药后 20 min 和 40 min 各测一次体温(乙、丁鼠于 20 min 测温后继续置于冰箱中),用药后 40 min,测温后观察其活动变化,将观察结果记录到表(表 2 - 1 - 18)中。

【实验结果】

1. 填写氯丙嗪的镇静和降温作用观察表(表 2 - 1 - 18)。

表 2 - 1 - 18　氯丙嗪的镇静和降温作用观察

鼠号	药物及剂量	环境	用药前	用药后		
				活动情况	体温(℃)	
			体温及活动		20 min	40 min
甲	0.08%氯丙嗪	室温				
乙	0.08%氯丙嗪	冰箱				
丙	生理盐水	室温				
丁	生理盐水	冰箱				

2. 以时间为横坐标,体温为纵坐标,不同鼠号用不同颜色表示,绘制体温曲线图。

【注意事项】

1. 室温可影响实验结果,应在 15~30℃进行实验。活动亦影响体温,测体温时动作宜轻柔,尽量避免小鼠过度挣扎。

2. 小鼠置于冰箱后应保持冰箱温度在 4℃左右。

3. 每只小鼠最好固定用一只肛温计,插入肛内深度、时间应一致。

4. 测温前将肛温计水银柱甩至 35℃以下,肛温计的玻璃泡处涂少许液状石蜡后顺着肛门方向边缓慢旋转边轻轻插入,不可强行用力插入。

【思考题】

1. 使用体温计测体温时应注意什么?

2. 氯丙嗪的降温作用有何特点?

3. 临床上应用氯丙嗪降温时需做哪些准备?

任务十　烟碱的毒性观察

【技能目标】

学会观察香烟对小鼠产生的毒性反应。

【知识目标】

1. 掌握烟碱受体的分布与效应。

2. 认识吸烟与被动吸烟对人体的巨大危害。

【实验原理】

烟碱又称尼古丁,是烟草的重要成分,易溶于水和乙醇。它能结合并激动烟碱受体,引起神经节兴奋和肾上腺髓质分泌增加,产生心率加快、血压升高、骨骼肌收缩等效应,大量或长期吸食可产生依赖性。

【实验用品】

实验器材:纸烟、烟过滤器、吸耳球、1 mL 和 10 mL 注射器、500 mL 烧杯、火柴。

实验试剂:生理盐水、香烟、蒸馏水。

【实验对象】

小白鼠。

实验操作流程:

1. 提取烟碱。

2. 注射烟碱。

3. 观察、对比、分析。

4. 统计死亡率,计算 P 值。

【操作步骤】

1. 先量取 2 mL 的蒸馏水置于烟过滤器内,将纸烟插入烟过滤器上点燃,用吸耳球边吸边摇,吸入的气体流经蒸馏水时,烟内的毒物如烟碱等即溶解于水中。

2. 取小白鼠 2 只,置于烧杯内观察其正常活动后,甲鼠腹腔注射烟过滤器内的烟水 0.5 mL(小白鼠体重为 25 g 以下者);乙鼠腹腔注射等容量的生理盐水作对照。注射后观察 2 鼠的反应及中毒情况有何不同,将观察结果记录到表(表 2 - 1 - 19)中。

3. 统计全班各组小鼠死亡率,并计算 P 值。

【实验结果】

填写烟碱的毒性观察表(表 2 - 1 - 19)。

表 2 - 1 - 19　烟碱的毒性观察

鼠号	药物及剂量	中毒情况及出现时间
甲	烟水	
乙	生理盐水	

【注意事项】

1. 小白鼠体重为 25～30 g 者,注入 0.8 mL 烟水;30 g 以上者注入烟水 1 mL。

2. 纸烟点燃后宜缓缓吸入,以利于烟内毒性成分充分溶解于水中,如有过滤嘴头应去除。

【思考题】

1. 烟碱受体分为几种? 主要分布在哪些部位? 激动受体后会产生什么作用?

2. 吸烟对人体有哪些毒害作用,应如何预防?

任务十一　吗啡急性中毒观察与解救

【技能目标】

1. 学会观察吗啡急性中毒的临床表现。

2. 学会用尼可刹米解救吗啡急性中毒。

【知识目标】

1. 掌握吗啡中毒的临床表现及危害。

2. 熟悉解救吗啡中毒的药物及解救措施。

【实验原理】

吗啡急性中毒可表现为呼吸深度抑制,中毒死亡的主要原因是呼吸麻痹。治疗剂量的尼可刹米能直接兴奋延髓呼吸中枢,也可通过刺激颈动脉体和主动脉体化学感受器,反射性兴奋呼吸中枢,提高呼吸中枢对 CO_2 的敏感性,使呼吸加深加快。对于吗啡急性中毒所致的呼吸抑制效果较好。

【实验用品】

实验器材:兔固定器、婴儿秤、压力换能器、生物信号采集系统、玛利气鼓、注射器(5 mL、10 mL)、胶布、酒精棉球、液状石蜡。

实验试剂:1%盐酸吗啡溶液、5%尼可刹米溶液。

【实验对象】

家兔。

实验操作流程:

1. 固定动物,连接呼吸换能装置。

2. 注射吗啡,复制吗啡急性中毒模型,观察呼吸变化。

3. 注射尼可刹米,观察呼吸变化。

4. 描记呼吸曲线。

【操作步骤】

1. 取家兔 1 只,称重,置于固定器内。将玛利气鼓一端固定于家兔口鼻,另一端连接于压力换能器并将换能器连接于生物信号采集系统。记录一段正常的呼吸曲线。

2. 由耳缘静脉注射 1%盐酸吗啡溶液(1~2) mL/kg,观察其呼吸频率及幅度,待频率极度减慢、幅度显著降低时,立即由耳缘静脉注射 5%尼可刹米溶液 1~2 mL,观察呼吸频率和幅度的变化。

3. 分别记录并测算注射吗啡前后和给予尼可刹米后的呼吸曲线频率和幅度,分析描记的呼吸曲线。

4. 将描记结果剪辑、打印。

【实验结果】

1. 填写吗啡急性中毒观察与解救表(表 2-1-20)。

表 2-1-20　吗啡急性中毒观察与解救

家兔体重(kg)	药物及剂量	呼吸频率和幅度	
		用药前	用药后
	1%盐酸吗啡		
	5%尼可刹米		

2. 描记注射吗啡前后和给予尼可刹米后的呼吸曲线

【注意事项】

1. 通气量调节好后不要再改动,否则会影响实验结果。

2. 吗啡注射的速度应根据呼吸抑制情况调节,一般宜先快后慢。

3. 尼可刹米应事先准备好,当出现呼吸明显抑制时立即注射,但注射速度不宜过快,否则易引起惊厥。

【思考题】

1. 吗啡急性中毒的主要症状有哪些?

2. 为什么选用尼可刹米对抗吗啡的呼吸抑制作用? 使用时应注意什么?

任务十二　药物对尿量的影响

【技能目标】

1. 学会急性利尿实验方法和家兔膀胱插管导尿术。

2. 学会观察呋塞米对尿量改变及对 Cl^- 排泄的影响。

【知识目标】

1. 掌握利尿药的临床用途和使用注意事项。

2. 熟悉常见利尿药的作用机制。

【实验原理】

呋塞米是强效利尿药,能抑制肾髓襻升支粗段皮质部和髓质部 Na^+-K^+-$2Cl^-$ 共同转运系统,减少 NaCl 重吸收,影响肾对尿液的浓缩和稀释功能,促进 NaCl 和水的排出。快速静脉注射 50% 葡萄糖可使血糖浓度超过肾糖阈,近曲小管对滤液中高浓度的葡萄糖无法全部重吸收,而使小管液中溶质浓度增加,引起渗透性利尿。特点是不伴有大量 Na^+、Cl^- 的排出。去甲肾上腺素能明显收缩全身血管,使肾血流量减少,从而减少尿液生成。

【实验用品】

实验器材:兔手术台、哺乳类动物手术器械、量筒(10 mL、50 mL)、5 mL 注射器、10 mL 注射器、6 号针头、100 mL 烧杯、酸式滴定管、三角瓶、生物信号采集处理系统、铁支架、丝线、膀胱插管。

实验试剂:50% 葡萄糖注射液、1% 呋塞米注射液、20% 氨基甲酸乙酯溶液、生理盐水、20% 铬酸钾溶液、硝酸银标准液、0.01% 去甲肾上腺素注射液、班氏试剂。

【实验对象】

家兔。

实验操作流程:

1. 麻醉、固定动物。

2. 膀胱插管。

3. 注射药物,观察尿量变化。

4. 离子测定和尿糖检测。

【操作步骤】

1. 麻醉与固定　取家兔 1 只,称重,用 20% 氨基甲酸乙酯 4 mL/kg 耳缘静脉注射,麻醉后仰卧位固定于兔手术台上,剪去下腹部的毛。

2. 膀胱插管导尿　将兔麻醉背位固定于手术台上,剪去下腹部的毛并在耻骨联合前方,沿正中线做长 3～5 cm 的皮肤切口,沿腹白线剪开腹壁肌肉,打开腹腔并将膀胱移出腹腔外。在膀胱顶部做一个荷包缝合,在缝线中心做一小切口,插入事先充满生理盐水的膀胱插管。手术完毕后,将膀胱放回腹腔,使膀胱与邻近膀胱脏器保持自然位置,收紧缝线关闭其切口,并用 38℃ 热盐水纱布覆盖手术部位,以保持腹腔的温度。将记滴器一端与插管相连接,另一端连接于生物信号记录系统。按程序进入"泌尿实验"系统后,记录尿液滴数,一般于膀胱插管 5 min 后开始记录尿液滴数和尿量。

3. 观察项目

(1) 记录每分钟正常尿滴数,记录 10 min 的总尿量,并取尿样做尿糖定性试验及尿中氯离子测定。

(2) 耳缘静脉快速注入 50％葡萄糖 5 mL,记录给药后第 1 min、3 min、5 min、7 min、10 min 的每分钟尿滴数,并在给药后第 10 min 取 2 滴尿液做尿糖定性试验。

(3) 耳缘静脉注射 0.01％去甲肾上腺素 0.5 mL,记录给药后第 1 min、3 min、5 min的每分钟尿滴数。

(4) 耳缘静脉注射 0.1％呋塞米 0.5 mL/kg,记录给药后第 3 min、5 min、7 min、10 min、15 min、20 min、30 min 的每分钟尿滴数,并每隔 10 min 测一次收集的尿量。之后将 3 次收集的尿液分别做氯离子测定。

4. 氯离子的测定　取正常尿液和注射呋塞米后第 10 min、20 min、30 min 收集的尿液各 1 mL 分别置于三角烧瓶中,加蒸馏水 10 mL 和 20％铬酸钾 2 滴;再缓慢加硝酸银标准液滴定,边滴边振摇三角瓶直至加入最后一滴呈现橘红色,并能维持 30 s 不退色为止,记录滴定所消耗的硝酸银标准液量,按下式计算尿中氯离子浓度。

氯离子浓度(mg/mL)=滴定所消耗的硝酸银标准液量(mL)×0.606

【实验结果】

填写药物对尿量的影响表(表 2-1-21)。

表 2-1-21　药物对尿量的影响

观察项目	每分钟尿滴数									尿糖定性	氯离子含量
	给药前	1 min	3 min	5 min	7 min	10 min	15 min	20 min	30 min		
正常尿液	—						—	—	—		
50％葡萄糖液							—	—	—		—
0.01％去甲肾上腺素				—	—	—					
1％ 呋塞米	—									—	

【注意事项】

1. 氨基甲酸乙酯注射速度要缓慢,随时观察角膜反射,反射消失即停止注射。

2. 手术中防止过度牵拉膀胱或输尿管,避免出现损伤性尿闭。不可扭转膀胱或输尿管,保证尿液流出通畅。

3. 本实验需多次静脉注射,应注意保护耳缘静脉,静脉注射应从耳尖开始,逐渐移向耳根。

【思考题】

1. 分析讨论上述各因素对尿量生成影响的机制。

2. 静脉注射高渗葡萄糖后,尿量为什么会增多? 为什么会出现糖尿?

3. 呋塞米的利尿原理是什么? 临床应用如何?

【附】

1. 硝酸银标准液的配制 精确称取经 80℃ 干燥 4 h 的硝酸银 2.906 3 g 置于容量瓶中,加少许蒸馏水使之溶解,再加蒸馏水稀释至 1 000 mL。1 mL 硝酸银标准液相当于氯化钠 1 mg 或氯离子 0.606 mg。

2. 尿糖定性试验 试管内加班氏试剂 1 mL,再加尿液 2 滴,在酒精灯上加热煮沸。加热时小心振荡试管,防止溶液煮沸时溢出管外。冷却后观察溶液的颜色,如颜色由绿转为黄色或砖红色,表示尿糖试验阳性。

3. 尿氯测定的原理 尿液中氯化物与硝酸银作用,生成白色氯化银沉淀,多余硝酸银与铬酸钾反应,生成橘红色铬酸银,以所消耗的硝酸银溶液量计算氯离子浓度。

任务十三 动脉血压的调节及药物对血压的影响

【技能目标】

1. 学会直接测量和记录动脉血压的急性动物实验方法。

2. 学会复制失血性休克动物模型。

3. 学会观察神经和体液因素及药物对动脉血压的影响。

【知识目标】

1. 掌握传出神经系统药物对血压的影响。

2. 熟悉神经体液因素对动脉血压调节的影响。

【实验原理】

动脉血压主要受心脏泵血、循环血量和外周阻力的影响,动脉血压的高低可反映心血管的活动水平。机体通过神经-体液调节机制维持正常血压。传出神经系统药是一大类药物,或拟似神经递质,或拮抗神经递质,通过激动或阻断分布于心血管上的肾上腺素受体或胆碱受体,影响心肌收缩性、血管舒缩程度,从而升高或降低血压。

【实验用品】

实验器材:兔手术台、哺乳类动物手术器械、动脉夹、动脉插管、压力换能器、三通管、双凹夹、铁支架、保护电极、玻璃分针、丝线、注射器(1 mL、2 mL、20 mL、50 mL),小烧杯,生物信号采集处理系统。

实验试剂:生理盐水、20%氨基甲酸乙酯、0.5%肝素、0.01%去甲肾上腺素、0.01%肾上腺素、0.005%异丙肾上腺素、0.1%普萘洛尔、0.25%酚妥拉明、0.1%乙酰胆碱、0.1%阿托品。

【实验对象】

家兔。

实验操作流程:

1. 麻醉、固定动物,颈动脉插管,连接生物信号记录装置。

2. 观察神经体液因素对血压的影响。

3. 观察药物对血压的影响。

4. 描记,分析血压变化曲线。

【操作步骤】

1. 仪器调试

(1) 按程序进入计算机操作系统。

(2) 三通管一端与充满肝素的动脉套管相连,另一端则与压力换能器相连,连接于生物信号记录系统压力通道。按实验要求调整实验各项参数。

2. 手术操作

(1) 麻醉与固定:取家兔1只,称重。用20%氨基甲酸乙酯4 mL/kg耳缘静脉缓慢注射麻醉后,仰卧位固定于兔手术台上。

(2) 分离颈部神经、气管和血管:剪去颈部的被毛,沿颈部正中做5~7 cm长的皮肤和皮下组织切口,钝性分离肌肉,暴露气管。用玻璃分针仔细分离右侧减压神经(最细),迷走神经(最粗)和左、右侧颈总动脉。

(3) 颈动脉插管:以1 000 U/kg耳缘静脉注射肝素(待肝素在体内血液混合均匀后插管)。将左侧颈总动脉近心端用动脉夹夹闭,结扎远心端。用眼科剪在结扎处的近心端剪一"V"形切口,将充满0.5%肝素生理盐水的动脉插管向心脏方向插入颈总动脉内,用丝线将插管与动脉扎紧固定,另一端通过三通管连接于压力换能器。缓慢放开动脉夹,记录动脉血压。

3. 观察项目

(1) 观察正常血压曲线:正常血压曲线可分三级波。一级波心室收缩时上升,心脏舒张时下降,频率与心率一致。二级波是由呼吸运动所引起的血压波动,与呼吸频率保持一致。三级波不常见。

(2) 夹闭颈总动脉:用动脉夹夹闭右侧颈总动脉5~10 s,观察血压及心率的变化。

（3）电刺激减压和迷走神经：先将保护电极与刺激输出线连接，再将减压神经或迷走神经轻搭在保护电极上，用中等强度电流进行刺激，观察血压变化。

（4）药物对血压的影响：待血压稳定后，依次自耳缘静脉注射下列药物，观察血压变化。

第一组：

① 0.01％去甲肾上腺素 0.1 mL/kg。

② 0.01％肾上腺素 0.1 mL/kg。

③ 0.25％酚妥拉明 0.2 mL/kg。

第二组：

① 0.01％肾上腺素 0.1 mL/kg。

② 0.01％去甲肾上腺素 0.1 mL/kg。

第三组：

① 0.005％异丙肾上腺素 0.05 mL/kg。

② 0.1％普萘洛尔 0.5 mL/kg。

③ 0.005％异丙肾上腺素 0.05 mL/kg。

第四组：

① 0.1％乙酰胆碱 0.05 mL/kg。

② 0.1％阿托品 1 mL/kg。

（5）放血：待血压稳定后，经右侧颈总动脉插入充满肝素的动脉插管，结扎固定。用 50 mL 注射器从右颈总动脉放血于注射器内，放血量约占全血量的 10％［全血量按体重的 7％（mL/kg）计算］，放血后立即夹闭颈总动脉，观察并记录血压、心率、呼吸的变化。

（6）回输血液：于放血后 5 min，自右侧颈总动脉加压，将放出的血液全部回输入兔体内，再记录血压、心率、呼吸的变化。

（7）将观察结果剪辑、打印。

【实验结果】

填写动脉血压的调节及药物对血压的影响表（表 2-1-22）。

表 2-1-22　动脉血压的调节及药物对血压的影响

观察项目		各因素对血压的影响（mmHg）			
神经因素		基础血压	夹闭颈总动脉	刺激减压神经	刺激迷走神经
药物因素	第一组	基础血压	0.01％去甲肾上腺素	0.01％肾上腺素	0.25％酚妥拉明
	第二组	基础血压	0.01％肾上腺素	0.01％去甲肾上腺素	

续表

观察项目			各因素对血压的影响(mmHg)		
药物因素	第三组	基础血压	0.005%异丙肾上腺素	0.1%普萘洛尔	0.005%异丙肾上腺素
	第四组	基础血压	0.1%乙酰胆碱	0.1%阿托品	
体液因素		基础血压	放血	回输血液	

【注意事项】

1. 麻醉时应缓慢注射氨基甲酸乙酯,注意观察家兔角膜反射和足趾痛觉反射。

2. 手术分离神经时应特别小心,避免过度牵拉而损伤神经,影响实验结果;动脉插管应始终与动脉方向一致,防止动脉插管刺破管壁。

3. 每次注射完药物后,应立即用另一注射器注射生理盐水 0.5 mL 左右,防止药液残留,影响实验结果。

4. 进行每一项目后,应待血压和心率基本恢复并稳定后,再进行下一个项目的实验。

【思考题】

1. 正常血压的波动情况如何?何以会有各种波动?心脏每搏动一次是否血压波动一次?

2. 未插管一侧的颈总动脉短时夹闭对全身血压有何影响?为什么?

3. 刺激减压神经中枢端与外周端对血压的影响有何不同?为什么?

4. 刺激迷走神经对血压有何影响?为什么?

5. 根据实验结果说明肾上腺素、去甲肾上腺素、异丙肾上腺素对血压的影响有何不同,分析其作用机制。

6. 利用受体理论解释给予酚妥拉明后,再次使用肾上腺素、去甲肾上腺素、异丙肾上腺素对血压的影响。

任务十四　哺乳动物胃肠运动观察与药物对离体肠平滑肌的影响

【技能目标】

1. 学会观察哺乳动物在浅麻醉情况下的胃肠运动形式。

2. 学会利用哺乳动物离体肠平滑肌的实验方法观察药物对肠平滑肌的影响。

【知识目标】

1. 熟悉哺乳动物胃肠平滑肌的一般特性。
2. 掌握内环境变化及药物对离体肠平滑肌的影响。

【实验原理】

哺乳动物胃肠肌肉属于平滑肌,故具有平滑肌活动的特点。胃运动形式有容受性舒张、紧张性收缩及蠕动;小肠运动方式有紧张性收缩、分节运动及蠕动。消化道平滑肌具有自动节律性、较大的伸展性,对化学物质、温度及牵张刺激较为敏感等生理特性。肠平滑肌上存在 M、a 和 β 受体,使用受体激动药或拮抗药时,可引起肠平滑肌收缩或松弛。动物的离体肠平滑肌在适宜的模拟内环境中,可在一定时间内保持其自动节律功能,为检测其生理学和药理学特性提供了便利条件。功能维持时间长短与模拟内环境的精确性和稳定性有关。

【实验用品】

实验器材:哺乳动物手术器械、恒温平滑肌槽、生物信号采集处理系统,张力换能器、"L"形通气管、烧杯、双凹夹、培养皿、1 mL 注射器、500 mL 烧杯、丝线。

实验试剂:台氏液、20% 氨基甲酸乙酯、0.01% 肾上腺素、0.01% 乙酰胆碱、0.01% 阿托品、0.1% 普萘洛尔、0.1% 酚妥拉明。

【实验对象】

家兔。

实验操作流程:

(一) 在体胃肠运动观察

1. 动物麻醉、固定,手术分离颈部迷走神经,暴露腹腔。
2. 观察分析各因素对在体胃肠运动的影响。

(二) 药物对离体肠平滑肌的作用

1. 制备离体肠平滑肌,连接并调试实验装置。
2. 加药观察离体肠平滑肌舒缩变化。
3. 分析不同药物对离体肠平滑肌运动的影响。

【操作步骤】

(一) 在体胃肠运动观察

1. 麻醉与固定　　取家兔 1 只,称重。由耳缘静脉注射 20% 氨基甲酸乙酯 4 mL/kg,注意监测呼吸情况,麻醉后仰卧位固定于兔手术台上。

2. 手术操作　　行颈部手术,分离迷走神经,穿线备用(方法同任务十三)。从剑突后沿腹正中线切开腹壁,用 4 把止血钳夹住创口皮肤,向两侧拉开,暴露腹腔以便观察。随时加入 38℃ 左右台氏液或生理盐水,保持腹腔温度和湿度。

3. 观察项目

(1) 首先观察正常胃肠平滑肌运动的情况(胃的蠕动常不明显)。

(2) 电刺激迷走神经中枢端1~3 min,观察胃肠运动有何变化。

(3) 用镊子轻夹任何一处肠平滑肌,观察有何变化。

(4) 用冰块接触肠壁,观察有何现象发生。

(5) 在左侧肾上腺附近找到内脏大神经,先刺激后切断,观察胃肠运动有何变化。

(二) 药物对离体肠平滑肌的作用

1. 制备离体肠平滑肌　轻轻剪取整个空肠及回肠上半段,迅速置于冷的台氏液中,剥离肠系膜,用台氏液将肠内容物冲洗干净,再剪成2 cm左右长的肠段,放入盛有台氏液的培养皿中备用。多余肠管可连同台氏液置于4℃冰箱内保存,12 h内仍可使用。

2. 连接并调试实验装置　调试恒温平滑肌槽成准工作状态,使温度控制在37℃±0.5℃,供气系统排出气泡1~2个/s。打开生物信号记录系统,并于相应通道连接张力换能器。取剪好的肠平滑肌一段,两端各系一条丝线,一端固定于"L"形通气钩,另一端连于张力换能器上,使肠平滑肌呈自然垂直状态,置于盛有恒温台氏液的平滑肌槽中。

3. 注药　向标本浴管内加入以下药物,观察肠肌舒缩变化。

第一组:

(1) 加入0.01%乙酰胆碱0.1 mL,观察收缩曲线的变化。

(2) 当肠平滑肌收缩明显时,立即加入0.01%阿托品0.1 mL,观察其对肠平滑肌收缩的影响。

(3) 当收缩曲线下降到基线时,再次加入0.01%乙酰胆碱0.1 mL,肠平滑肌变化和(1)是否相同? 如作用不明显,再次加入0.01%乙酰胆碱0.1 mL,此时肠段有无收缩? 观察3 min后用台氏液冲洗肠平滑肌3次。

第二组:

(1) 浴管内加入0.01%肾上腺素0.1 mL,观察收缩曲线的变化。

(2) 加入0.1%普萘洛尔0.1 mL,观察收缩曲线的变化,待出现变化时再次加入肾上腺素0.1 mL,肠平滑肌舒缩情况与(1)有何不同? 用台氏液连续冲洗肠肌3次。

第三组:

(1) 加入0.1%酚妥拉明0.1 mL,观察收缩曲线的变化。待变化明显时加入0.01%肾上腺素0.1 mL,观察收缩曲线的变化。

(2) 同时给予0.1%普萘洛尔和0.1%酚妥拉明各0.1 mL,观察收缩曲线的变化。待出现变化时随即加入0.01%肾上腺素0.1 mL,观察收缩曲线的变化。

(3) 将观察结果剪辑、打印。

【实验结果】

填写哺乳动物胃肠运动观察表(表2-1-23)和药物对离体肠平滑肌收缩的影响表(表2-1-24)。

表 2 - 1 - 23　哺乳动物胃肠运动观察

观察项目	家兔胃肠运动情况（运动频率、幅度）
正常胃肠运动	
电刺激迷走神经中端	
轻夹肠管	
冰块接触肠壁	
先刺激内脏大神经,后切断	

表 2 - 1 - 24　药物对离体肠平滑肌收缩的影响

组别	药物对离体肠平滑肌收缩的影响				
第一组	给药前	0.01%乙酰胆碱	0.01%阿托品	0.01%乙酰胆碱	0.01%乙酰胆碱
第二组	给药前	0.01%肾上腺素	0.1%普萘洛尔	0.01%肾上腺素	
第三组	给药前	0.1%酚妥拉明	0.01%肾上腺素	0.1%普萘洛尔和 0.1%酚妥拉明	0.01%肾上腺素

【注意事项】

1. 实验前应喂饱家兔;麻醉用量适度,麻醉不宜过深。

2. 恒温水浴槽内应先装满水再打开电源,台氏液应保持在 37～38℃;营养浴槽内台氏液应保持在 30 mL 左右。

3. 制备肠平滑肌标本时动作应轻柔,冲洗时用力不宜过大,以免损伤肠管。肠平滑肌标本不宜在空气中暴露过久,以免影响所测数据。

4. 肠管应保持一定紧张度,负荷 1 g 左右。

【思考题】

1. 影响胃肠正常运动的因素有哪些?

2. 加入乙酰胆碱后肠平滑肌有何变化? 加入阿托品后再加乙酰胆碱变化有何不同?

3. 加入肾上腺素后肠平滑肌有何变化? 加入普萘洛尔后再加肾上腺素变化有何不同?

4. 试用受体学说解释实验中肠平滑肌舒缩状态的改变。

任务十五 链霉素急性中毒观察与解救

【技能目标】

1. 学会观察链霉素阻断神经肌肉接头的毒性反应。
2. 学会利用钙离子预防和拮抗链霉素中毒的解救方法。

【知识目标】

1. 加深对抗菌药物链霉素中毒机制的认识。
2. 加深理解氯化钙预防及解救氨基糖苷类药物中毒的临床意义。

【实验原理】

链霉素为氨基糖苷类抗生素,其急性毒性反应为神经肌肉阻滞,出现四肢无力甚至呼吸抑制。本实验以注射过量的链霉素使小鼠产生急性中毒,通过钙离子拮抗链霉素的作用,保护和解救链霉素中毒小鼠。

【实验用品】

实验器材:鼠笼、天平、烧杯、1 mL 注射器。
实验试剂:4%硫酸链霉素溶液、1%氯化钙溶液、生理盐水。

【实验对象】

小白鼠。

实验操作流程:

1. 动物称重、编号、分组。
2. 注射给药。
3. 观察用药后动物变化。
4. 观察氯化钙的解救作用。

【操作步骤】

1. 准备 取小白鼠 4 只,称重、编号,观察正常活动、呼吸、肌紧张度。

2. 预防组 1、2 号鼠分别腹腔注射 1%氯化钙溶液和生理盐水 0.1 mL/10 g,10 min后 2 只鼠均腹腔注射 4%硫酸链霉素溶液 0.1 mL/10 g,观察小鼠有何变化。观察时间为 30 min。

3. 治疗组 3、4 号鼠腹腔注射 4%硫酸链霉素溶液 0.1 mL/10 g,然后观察 2 鼠反应。出现肌肉松弛、呼吸困难、不能行走等症状时,3 号鼠腹腔注射生理盐水 0.1 mL/10 g,4 号鼠腹腔注射氯化钙溶液 0.1 mL/10 g,观察小鼠反应有何不同。

【实验结果】

填写链霉素急性中毒观察与解救表(表 2-1-25)。

表 2 - 1 - 25   链霉素急性中毒观察与解救

组别	鼠号	体重(g)	第一种药物及剂量	用药后反应	第二种药物及剂量	用药后反应
预防组	1					
	2					
治疗组	3					
	4					

【注意事项】

氯化钙应抽好备用,推注时速度要缓慢。

【思考题】

1. 链霉素临床用药不良反应有哪些?

2. 链霉素的毒性只有氯化钙可解救吗? 钙剂能缓解链霉素的哪些毒性反应?

任务十六   糖皮质激素的抗炎作用和对细胞膜的保护作用

【技能目标】

1. 学会动物急性致炎法。

2. 学会观察糖皮质激素的抗炎和抗溶血作用的方法。

【知识目标】

1. 掌握糖皮质激素的作用、临床用途和不良反应。

2. 了解预防糖皮质激素不良反应的方法。

一、地塞米松的抗炎作用

【实验原理】

异体蛋白蛋清等致炎物注入大鼠后肢足跖后可引起局部血管扩张、通透性增强、组织水肿等大鼠踝关节周围急性渗出性炎症。注射地塞米松后,用排水法测量大鼠足跖体积,观察地塞米松的抗炎作用。

【实验用品】

实验器材:天平砝码一套、大鼠后足跖体积测量器、鼠笼、10 mL 注射器、记号笔。

实验试剂:新鲜蛋清、0.5%地塞米松溶液、生理盐水。

【实验对象】

大鼠。

实验操作流程：
1. 动物称重,编号。
2. 测量正常足跖体积。
3. 腹腔给药,皮下注射新鲜蛋清致炎。
4. 测量足跖体积,计算足跖肿胀率。
5. 分析药物作用。

【操作步骤】
1. 取大鼠 2 只,称重,标记。
2. 取带有侧管的大鼠后足跖体积测量器,盛入水使液面与 20 mL 的刻度平齐。注射器与侧管相连。剪去 2 鼠后肢踝关节的毛并在右踝关节的突起点处用记号笔画圈,作为测量标志,依次将各鼠右后足放入体积测量器内,使后肢暴露在筒外,浸入的深度以划圈处与 20 mL 刻度重合为度,记录溢出液体的毫升数。
3. 以排水法测量 2 鼠右后足之正常体积后,甲鼠腹腔注射生理盐水 0.5 mL/kg,乙鼠腹腔注射 0.5% 地塞米松溶液 0.5 mL/kg。注射药后 15 min,分别从 2 鼠右后足掌心向掌跖关节方向进针,皮下注射新鲜蛋清 0.1 mL。
4. 注射蛋清 30 min 后,每隔 10 min 分别测量右后足的体积,共测 6 次。以右后足给致炎剂前后的体积,按公式计算肿胀率,比较 2 鼠右后足的肿胀率。

$$肿胀率(\%)=\frac{致炎后足跖体积-致炎前足跖体积}{致炎前足跖体积}\times100\%$$

【实验结果】
填写地塞米松的抗炎作用观察表(表 2-1-26)。

表 2-1-26　地塞米松的抗炎作用观察

鼠号	体重(g)	药物及剂量	致炎前足跖体积(mL)	致炎后足跖体积(mL)						肿胀率(%)
				10 min	20 min	30 min	40 min	50 min	60 min	
甲										
乙										

【注意事项】
每次测定后大鼠肢体带走部分水分,第 2 次测定前必须补充水分到原刻度。

【思考题】
地塞米松抗炎的作用机理如何?

二、糖皮质激素对红细胞膜的保护作用

【实验原理】

糖皮质激素具有抗炎作用,主要机制是其稳定溶酶体膜,减少水解酶及各种炎症介质的释放,减轻或抑制炎症反应的病理过程。溶酶体膜与红细胞膜的生物特性极为相似,通过氢化可的松保护红细胞膜免遭皂苷破坏细胞膜所造成的溶血实验,可证实糖皮质激素类药物的抗炎作用机制。

【实验用品】

实验器材:试管、试管架、5 mL 量筒、吸管(0.5 mL、1 mL、2 mL)、电炉或电磁炉。

实验试剂:2%红细胞混悬液、0.5%氢化可的松溶液、4%桔梗煎剂溶液、生理盐水。

【实验对象】

家兔。

实验操作流程:

1. 试管编号,加入红细胞混悬液。

2. 加药。

3. 静置观察有无溶血现象。

【操作步骤】

1. 取试管 3 支,编号,各加入 2%红细胞混悬液 3 mL。

2. 于 1、2、3 号试管中分别加入生理盐水 1.5 mL、生理盐水 1 mL、0.5%氢化可的松 1 mL,振摇均匀。

3. 放置 10~15 min 后,分别在 2、3 号试管中加 4%桔梗煎剂溶液 0.5 mL,摇匀。以后每隔 2~3 min 检查一次,观察各试管有无溶血现象。

【实验结果】

填写糖皮质激素对红细胞膜保护作用的观察表(表 2-1-27)。

表 2-1-27　糖皮质激素对红细胞膜保护作用的观察

试管号	1	2	3
2%红细胞混悬液	3 mL	3 mL	3 mL
生理盐水	1.5 mL	1.0 mL	—
0.5%氢化可的松	—	—	1.0 mL
4%桔梗煎剂溶液	—	0.5 mL	0.5 mL
观察有无溶血现象			

【注意事项】

1. 2%红细胞混悬液制备　取家兔1只,从心脏取血,置于盛有玻璃珠的三角烧瓶中,振摇或用棉签搅拌,使之成为去纤维蛋白血液。再置刻度离心管中加3~4倍体积的生理盐水摇匀后,以2 000 r/min离心约1 min,倾去上清液。如此反复用生理盐水洗3~4次,直至离心后上清液呈无色透明为止,放置冰箱中贮存备用。用前倾去上清液,根据红细胞容量用生理盐水稀释成2%混悬液。

2. 4%桔梗煎剂溶液制备　取桔梗4 g,加水适量浸泡0.5 h,再连续煎3次,第1次20 min,第2次15 min,第3次10 min。煎后过滤,用蒸馏水将滤液配制成4%的溶液。

【思考题】

讨论糖皮质激素稳定红细胞膜作用的意义。

任务十七　有机磷酸酯类中毒观察与解救

【技能目标】

1. 学会观察有机磷酸酯类药物中毒的M、N样症状和神经系统症状。
2. 学会有机磷酸酯类药物中毒的解救方法。

【知识目标】

1. 熟悉有机磷酸酯类药物的中毒机制。
2. 根据阿托品和氯解磷定对有机磷中毒的解救效果,分析和比较2药解毒作用的特点和作用机制。

【实验原理】

有机磷酸酯类进入机体内,与胆碱酯酶呈难逆性结合,使胆碱酯酶失去水解乙酰胆碱的作用,乙酰胆碱在体内大量堆积,过度兴奋外周和中枢的胆碱受体,产生M样和N样症状,并出现中枢神经系统症状。阿托品通过阻断M胆碱受体,迅速缓解M样症状,胆碱酯酶复活药氯磷定可使胆碱酯酶复活,恢复其水解胆碱酯酶的作用,缓解M、N样症状和部分中枢症状。

【实验用品】

实验器材:婴儿秤、兔固定盒、注射器(2 mL、5 mL)、头皮针、量瞳尺、滤纸、酒精棉球、干棉球。

实验试剂:5%敌百虫溶液、0.1%硫酸阿托品、2.5%磷酸氯解磷定溶液。

【实验对象】

家兔。

实验操作流程:

1. 观察动物正常活动。

2. 注射敌百虫,观察中毒表现。

3. 注射阿托品、氯解磷定,观察解救效果。

【操作步骤】

1. 取家兔 3 只,编号,称重后分别观察给药前的各项指标(包括活动情况、呼吸频率和幅度、瞳孔大小、唾液分泌量、大小便、肌肉紧张度以及有无肌震颤等)。

2. 将兔置于兔固定盒中,建立耳缘静脉通道,由兔耳缘静脉注射 5% 敌百虫溶液 2 mL/kg,密切观察各项指标。

3. 待出现中毒症状时,甲兔耳缘静脉注射 0.1% 硫酸阿托品 1 mL/kg;乙兔耳缘静脉注射 2.5% 氯解磷定 2 mL/kg;丙兔耳缘静脉注射 0.1% 硫酸阿托品 1 mL/kg 和 2.5% 氯解磷定 2 mL/kg。

4. 密切注意 3 只家兔中毒症状的改变,观察哪些中毒症状消失,尚有何症状存在。比较药物对各兔解救效果的不同,分析各药解毒特点和 2 药合用解毒的必要性。

【实验结果】

填写有机磷酸酯类中毒观察与解救表(表 2-1-28)。

表 2-1-28 有机磷酸酯类中毒观察与解救

兔号	体重(kg)	给药前表现	5% 敌百虫剂量	中毒表现	解救药及剂量	解救效果
甲						
乙						
丙						

【注意事项】

1. 氯磷定抽好备用,注射速度不宜过快,以免出现碘样反应。

2. 若给敌百虫后 20 min 无任何中毒症状,可再追加 0.5 mL/kg。

3. 敌百虫中度中毒明显的表现有家兔瞳孔明显缩小、呼吸浅快、唾液大量分泌、骨骼肌震颤、大小便失禁等。一旦出现,应立即注射解救药物。

【思考题】

阿托品和氯磷定解救有机磷酸酯类中毒的作用特点和解毒原理有何不同?对中、重度中毒者为何 2 药同时使用才能达到较好的解救效果?

任务十八 耳局部水肿和空气栓塞观察

【技能目标】

1. 学会制备家兔耳局部水肿的模型并掌握水肿的检测方法。
2. 通过空气栓塞模型的复制,掌握临床操作中避免出现空气栓塞的方法。

【知识目标】

1. 熟悉家兔耳局部水肿的机制。
2. 通过实验加深对空气栓塞发生的原因和机制的认识,进一步了解空气栓塞引起死亡的机制及病理变化。

【实验原理】

炎症性水肿是最常见的局部水肿,尤其急性炎症时,水肿明显。其发生的中心环节是微血管壁的通透性增高,导致组织间液中胶体渗透压增高和局部血管内胶体渗透压下降,因而有效胶体渗透压低于正常。急性炎症时,不仅毛细血管通透性增高,微静脉壁通透性也增高。

空气栓塞是在输液或输血过程中以及其他因素下,造成的空气进入机体内静脉,直至心脏,休克引起肺循环障碍的现象。如进入的空气量较少,不会产生太大的危害;如进入的空气量较大,则会引起机体严重缺氧,导致死亡。

【实验用品】

实验器材:千分尺、20 mL 注射器及针头、解剖刀、剪、镊、棉球等。
实验试剂:2%花生四烯酸溶液。

【实验对象】

成年家兔。

实验操作流程:

1. 制备耳水肿模型。
2. 观察厚度,计算肿胀率。
3. 注射空气。
4. 观察体征变化并记录。
5. 解剖并分析死因。

【操作步骤】

1. 将2%花生四烯酸溶液涂抹在家兔右耳郭的前、后2面,左耳郭不涂为对照。
2. 30 min后用千分尺测量家兔对照组和实验组的耳郭厚度,并计算肿胀率:(涂抹后耳郭厚度－涂抹前耳郭厚度)/涂抹前耳郭厚度。

3. 观察家兔的一般状况:活动状态、心律、呼吸频率、嘴唇颜色及瞳孔大小等。取注射器吸入 15 mL 空气,从家兔耳缘静脉用力均匀地迅速注入。如果一次注入不够,可将针管拔下,针头留在血管内,抽足量空气再次注入。

4. 注射完空气,注意观察家兔的体征,包括活动状态、心律、呼吸频率、鼻孔翕动、口唇黏膜颜色、瞳孔大小变化及身体其他部位的体征,并做好详细记录,直至兔死亡,记录从注射到死亡的时间。

5. 待家兔呼吸停止后立即开胸,充分暴露心和肺,剪开右心房及右心室,观察血液颜色及有无泡沫状血液。

【实验结果】

填写家兔耳朵水肿观察表(表 2 - 1 - 29)和家兔耳缘静脉注射空气观察表(表 2 - 1 - 30)。

表 2 - 1 - 29　家兔耳朵水肿观察

	是否涂药	着色深度	肿胀率
右侧兔耳			
左侧兔耳			

表 2 - 1 - 30　家兔耳缘静脉注射空气观察

	心律	呼吸频率	角膜反射	嘴唇颜色	瞳孔	尸检结果
注气前						
注气后						

【注意事项】

1. 对照组的测量部位应与实验组涂抹药物部位相一致。

2. 明确相关的解剖部位,严格遵守解剖规程,切勿急躁和盲目大胆。

3. 注射完毕后,抓兔者必须待兔不再挣扎后再放手,以免被兔抓伤或咬伤。

【思考题】

1. 试述空气栓子的运行途径及栓塞部位。

2. 解释家兔临死前的表现及死因。

3. 分析临床哪些给药方式容易引起空气栓塞,如何避免?

任务十九　高钾血症模型制备及抢救

【技能目标】

1. 掌握大鼠高钾血症模型的制备方法。

2. 辨识高钾血症时大鼠心电图变化的主要特点。

3. 明确高钾血症的抢救方案。

【知识目标】

1. 了解高血钾对心肌细胞的毒性作用。
2. 掌握高钾血症的解救原理。

【实验原理】

钾离子是机体内重要的阳离子,是维持心肌细胞内外电生理特性的重要离子。高钾血症导致心电图的改变,其理论依据为心肌细胞静息电位绝对值变小与阈电位接近,0 期钠离子通道不易开放,导致去极化速度减慢,幅度变小。因此,心肌细胞兴奋性先升高后降低,传导性、自律性和收缩性都降低,导致心房去极化的 P 波低平或消失,代表房室传导的 P−R 间期延长,相当于心室内传导的 QRS 波群增宽变低。由于细胞膜对钾的通透性增高,复极化 3 期钾外流加速,3 期复极时间和有效不应期缩短导致反映复极化 3 期的 T 波狭窄高耸,Q−T 间期缩短。

【实验用品】

实验器材:2 mL 注射器、大鼠手术台、哺乳类动物手术器械、RM6240 生物信号分析处理系统、心电导联线。

实验试剂:20% 乌拉坦生理盐水溶液、10% 氯化钾生理盐水溶液、10% $CaCl_2$ 溶液、5% $NaHCO_3$ 溶液。

【实验对象】

健康大鼠,体重(180~220 g),雌、雄不限。

实验操作流程:

1. 动物麻醉。
2. 心电图描记。
3. 高钾血症模型的复制。
4. 高钾血症的抢救。

【操作步骤】

1. 将大鼠称重后用 20% 乌拉坦 4 mL/kg 腹腔注射麻醉,仰卧位固定在大鼠手术台上。

2. 将针型电极分别插入动物皮下,导联线按右前肢(绿)、左前肢(黄)、左后肢(红)、右后肢(黑)的顺序连接,接入计算机生物信号处理系统(RM6240),描记实验前的正常心电图波形。

3. 选择大鼠下腹部右或左侧部位注射 10% 氯化钾生理盐水溶液,首次按大鼠 4 mL/kg 的剂量注射,观察心电图波形(若注入氯化钾 15 min 后心电图波形变化不明显再注氯化钾 0.1 mL,直至出现明显的高钾血症异常心电图波形)。

4. 在注射氯化钾生理盐水溶液之前,必须选择和准备好抢救药物(10% $CaCl_2$ 溶液,5% $NaHCO_3$ 溶液 4 mL/kg)当出现典型的高钾血症心电图波形时立即腹腔注射 10% $CaCl_2$ 溶液(4 mL/kg),观察心电图波形变化,5 min 后再注射等量 5% $NaHCO_3$ 溶液,观察心电图波形变化。

【实验结果】

填写高血钾对心脏的影响和高钾血症抢救观察表(表 2-1-31)。

表 2-1-31　高血钾对心脏的影响和高钾血症抢救观察

观察条件	心电图波形
实验前	
注射氯化钾后	
注射 $CaCl_2$ 后	
注射 $NaHCO_3$ 后	

【注意事项】

1. 准确选择腹部注射氯化钾的位置。注射部位选择下腹部左或右外侧,切莫选择下腹部正中部位,以免将钾溶液注入膀胱。

2. 心电图针型电极避免刺入肌肉组织内,以免肌电干扰心电图观察。

3. 动物对氯化钾的耐受性有个体差异,有的动物需注入较多氯化钾才能出现异常心电图改变,遇到这种现象,可适当增加剂量。

【思考题】

1. 血钾升高会出现哪些心电图变化? 发生机制是什么?

2. 分析临床上注射钾盐的注意事项,高钾血症如何抢救?

任务二十　缺氧的观察

【技能目标】

学会复制缺氧的动物模型,观察缺氧的指标变化。

【知识目标】

1. 通过复制各种缺氧模型,掌握缺氧的类型和产生机制。

2. 了解影响机体缺氧耐受性的因素。

【实验原理】

氧气从外界进入机体包括摄取、结合、运输和利用 4 个环节,其中任何一个环节发生障碍,即可造成机体缺氧。缺氧通常根据发生的具体环节分为 4 种类型:乏氧性缺氧、血液性缺氧、循环性缺氧和组织性缺氧。

将动物放在密闭的容器中,由于外界的空气不能再进入容器,造成容器中的动物产生乏氧性缺氧。给动物吸入大量的 CO，由于 CO 与血红蛋白的亲和力远远大于 O_2 与血红蛋白亲和力，使 O_2 不能与血红蛋白结合，产生血液性缺氧。硝酸盐可将血红蛋白中 Fe^{2+} 氧化成 Fe^{3+}，从而使其失去与氧结合的能力，产生血液性缺氧。氰化物可破坏组织的呼吸链，从而使组织对氧不能进行应用，产生组织性缺氧。

【实验用品】

实验器材：125 mL 广口瓶、搪瓷碗、注射器、手术剪、手术镊、温度计、酒精灯、滴管等。

实验试剂：苦味酸、钠石灰、10％尼可刹米、10％乌拉坦、一氧化碳(CO)、5％亚硝酸钠、1％亚甲蓝、0.05％氰化钾、生理盐水。

【实验对象】

小白鼠。

实验操作流程：

1. 实验分组，做标记。

2. 复制各种缺氧模型。

3. 观察、记录、比较各项缺氧指标。

【操作步骤】

(一) 实验分组

取体重相近、性别相同的小鼠 7 只，用苦味酸在不同部位做标记，随机区分为甲、乙、丙、丁、戊、己、庚小鼠。

(二) 乏氧性缺氧

1. 取体重相近、性别相同的甲、乙 2 只小鼠。

2. 甲鼠按 0.1 mL/10 g 剂量腹腔注射 10％尼可刹米，然后将钠石灰少许(约 5 g)和甲小鼠放入广口瓶中(图 2-1-7)，塞紧瓶盖，计时，作为实验开始时间。

3. 乙鼠按 0.1 mL/10 g 剂量腹腔注射 10％乌拉坦，然后将乙鼠放入同等量钠石灰的广口瓶中，盖紧瓶盖，计时，作为实验开始的时间。

4. 丙鼠按 0.1 mL/10 g 剂量腹腔注射生理盐水，同上计时，作为实验开始时间。

5. 观察甲、乙、丙 3 只小鼠的活动情况，呼吸状况(频率、深度、节律)，每 3 min 观察一次上述指标，在指标出现变化时记录时间和指标变化情况，直至动物死亡为止，准确记录死亡时间。

(三) 血液性缺氧

1. 一氧化碳中毒

(1) 取小鼠丁，观察其一般状况及皮肤颜色后放入广

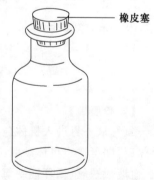

橡皮塞

图 2-1-7 广口瓶

口瓶内,塞上带孔的橡皮塞。

(2) 从胶管内缓慢注入 $10\sim20$ mL 的 CO,每 3 min 观察一次瓶内小鼠的情况直至其死亡。记录小鼠各变化指标及死亡时间。

2. 亚硝酸盐中毒

(1) 取戊、已 2 只小鼠,称重、观察记录小鼠的一般情况。

(2) 2 鼠分别按 0.1 mL/10 g 剂量腹腔注射 5% 亚硝酸钠,其中一只立即再向腹腔注入 0.1 mL/10 g 剂量的 1% 亚甲蓝,另一只再向腹腔注入 0.1 mL/10 g 剂量的生理盐水,记录注射时间并进行观察(观察内容同上)。

(3) 记录比较 2 只小鼠各指标变化情况和生命维持时间。

(四) 组织性缺氧(氰化物中毒)

1. 取最后一只健康小鼠,称重。观察其一般状况及肤色。

2. 按照 0.4 mL/10 g 剂量,腹腔注射 0.05% 氰化钾,记录注射时间,各指标变化情况和生命维持时间。

3. 待各种缺氧模型制备后,尸解以上所有小鼠,心脏取血,滴加适量 NaOH,观察比较其血液或肝颜色。

【实验结果】

填写小鼠各类缺氧观察表(表 2-1-32)。

表 2-1-32 小鼠各类缺氧观察

组别	一般状况	呼吸	皮肤	内脏	血液(或肝)颜色	存活时间(min)
10% 尼可刹米						
10% 乌拉坦						
生理盐水						
一氧化碳中毒						
亚硝酸钠+生理盐水						
亚硝酸钠+亚甲蓝						
氰化物中毒						

【注意事项】

1. 小鼠腹腔注射,宜从左下腹进针避免伤及肝,也应注意勿将药液注入肠腔。

2. 复制 CO 中毒模型时,通入 CO 浓度不宜过高,注意控制速度,防止小鼠迅速死亡,影响观察。

3. 小鼠死后立即心脏取血,滴加 NaOH 的量应与血液量相等。

4. 氰化物为剧毒品,用后要洗手。CO 为有毒气体,实验中要注意通风。实验结束后应妥善处理死亡动物。

【思考题】

1. 本次实验中所见到的缺氧模型各属于哪种类型？其发生机制如何？

2. 不同实验模型中小鼠血液及皮肤颜色有何不同变化？为什么？

项目二 正常人体机能实验

任务一 ABO 血型的鉴定及血糖测定

【技能目标】

1. 学会观察红细胞凝集现象。

2. 学会用玻片法和试管法鉴定血型。

3. 学会测定血糖。

【知识目标】

1. 掌握 ABO 血型分型依据。

2. 熟悉玻片法、试管法鉴定血型的原理及血型鉴定的临床意义。

3. 了解空腹及餐后 2 h 正常血糖值。

【实验原理】

血型是指红细胞膜上特异的凝集原（或称抗原）类型。ABO 血型系统的分型是以红细胞膜所含的凝集原种类和有无来分，ABO 血型的鉴定方法是用已知的标准 A、B 血清与被鉴定者的血液相混合，依据是否发生凝集反应来判断被鉴定者红细胞表面所含的抗原种类从而鉴定血型。

【实验用品】

实验器材：采血针、双凹玻片、消毒棉球或棉签、小试管、显微镜、离心机、血糖仪及试纸。

实验试剂：人类标准 A、B 型血清、碘酊或 75% 乙醇、生理盐水。

【实验对象】

人。

一、ABO 血型鉴定——玻片法

实验操作流程：

1. 标记玻片，滴标准血清。

2. 消毒，采血至玻片。

3. 静置，观察。

4. 判定血型。

【操作步骤】

1. 取一双凹玻片,凹面向上,在玻片两角分别标上 A、B 标记。

2. 取标准抗 A 血清和标准抗 B 血清各一滴,分别滴加在玻片的 A、B 两侧,注意不可混淆。

3. 用碘附或 75％乙醇棉球(或棉签)消毒左手环指端、消毒采血针后刺破皮肤,将血挤出,用消毒牙签两端蘸取少量血,分别与抗 A 和抗 B 标准血清混合。

4. 静置 1～2 min 后,用肉眼观察红细胞有无凝集现象。如无凝集现象,可再静置 10 min,或在显微镜下观察。根据凝集现象的有无判定被测者血型(图 2 - 2 - 1)。

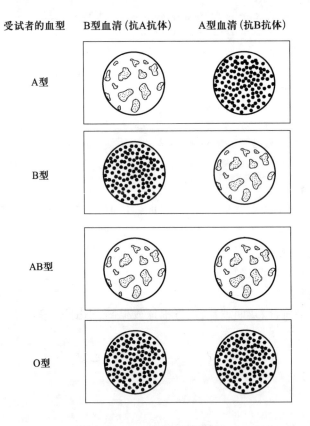

图 2 - 2 - 1 ABO 血型鉴定

5. 区分红细胞是否凝集。轻轻晃动玻片,若红细胞不能散开并有凝血块或凝集颗粒(沙状),表明是凝集现象;若红细胞散在均匀分布或虽似成团,一经晃动即散开,表明不凝集或仅是叠连现象。

【实验结果】

填写玻片法血型鉴定结果(表 2 - 2 - 1)。

表 2-2-1 玻片法血型鉴定结果

标准血清	凝集现象	判断血型	原因
B 型标准血清(抗 A 抗体)			
A 型标准血清(抗 B 抗体)			

注:"+"表示凝集,"-"表示不凝集

【注意事项】

1. 消毒部位自然风干后再采血。每人专用一根采血针,不能混用。

2. 消毒牙签的一端用于接触抗 A 抗体,另一端用于接触抗 B 抗体,不能混用。

3. 加入血清中的血量应适当,不可过多或过少,以免出现误差。

4. 采血后要迅速与标准血清混匀,但不要用力搅拌,以免影响结果的观察。

5. 肉眼看不清凝集现象时,应用显微镜在低倍镜下观察。

二、ABO 血型鉴定——试管法

实验操作流程:

1. 消毒,采血,制备红细胞悬液。

2. 标记试管。

3. 分别滴加标准血清及红细胞悬液。

4. 判定血型。

【操作步骤】

1. 制备红细胞悬液　用碘附或 75%乙醇棉球(或棉签)消毒左手环指端、消毒采血针后刺破皮肤。滴 1~2 滴血于盛有 1 mL 生理盐水的小试管中,混匀。

2. 加液　取 2 支小试管,分别用记号笔标明抗 A、抗 B 字样。各加入相应标准血清 2 滴,再加入被鉴定者红细胞悬液 1~2 滴,振荡混合后立即以 1 000 转/min 的速度离心 1 min。取出试管,用手指轻弹试管底,使管底沉淀物被弹起,在充足光源下观测结果。

3. 区分红细胞是否凝集　轻弹管底时,若沉淀物成团漂起,表示出现凝集现象;若沉淀物边缘呈烟雾状逐渐上升,表示无凝集现象发生。

【实验结果】

填写试管法血型鉴定结果(表 2-2-2)。

表 2-2-2 试管法血型鉴定结果

试管	凝集现象	判断血型	原因
B 型标准血清(抗 A 抗体)			
A 型标准血清(抗 B 抗体)			

注:"+"表示凝集,"-"表示不凝集

【注意事项】

1. 所用器材必须干燥清洁、防止溶血。

2. 加试剂顺序：一般先加标准血清，然后再加红细胞悬液，以便核实是否漏加血清。

三、血糖测定

> **实验操作流程：**
> 1. 检查血糖仪功能是否正常及试纸是否过期。
> 2. 消毒，采血。
> 3. 试纸检测，静置，观察。
> 4. 记录结果，关机。

【操作步骤】

1. 检查血糖仪功能是否正常，试纸是否过期。

2. 用 75% 乙醇消毒指腹，待酒精挥发。打开血糖仪开关，如用滴血的血糖仪，取一条试纸拿在手上，手指不可触及试纸测试区，取出试纸后将盛放试纸的盖筒盖紧。如用吸血的血糖仪，取一条试纸插入仪器内。

3. 调好采血针的深度，采血笔紧挨指腹，按动弹簧开关，针刺指腹。

4. 如用滴血的血糖仪，就将一滴饱满的血涂抹或滴到试纸测试区域后将试纸插入血糖仪内等待结果；如用吸血的血糖仪，将血吸到试纸专用区域后等待结果；不要追加滴血，否则会导致测试结果不准确。

5. 用棉签按压出血部位 10 s 至不出血为止。

6. 血糖仪显示数值后记录，关机。

【实验结果】

填写血糖测定结果（表 2-2-3）。

表 2-2-3　血糖测定结果记录表

姓名	性别	年龄	血糖值(mmol/L)

【注意事项】

1. 手指两侧取血最好，因其血管丰富而神经末梢分布较少，不痛而且出血充分。

2. 不要过分挤压，以免组织液挤出与血标本相混而导致血糖测试值偏低。

【思考题】

1. 除 ABO 血型外，还有什么血型系统？分类标准是什么？

2. 孕妇血型为 O 型、丈夫是 AB 型时，生出孩子的血型是什么？请根据所学知识在查阅资料的基础上，给予这对父母适当的护理建议。

3. 护理人员在给患者输血时应注意哪些问题？

任务二　红细胞渗透脆性试验

【技能目标】
1. 学会观察不完全溶血和完全溶血现象。
2. 学会测定人红细胞的渗透脆性。

【知识目标】
加深理解机体内环境中渗透压对维持细胞正常形态和功能的重要性。

【实验原理】
红细胞对低渗溶液具有一定的抵抗力,其大小可用红细胞的渗透脆性来表示。抵抗力大,表示红细胞膜脆性小;抵抗力小,则表示脆性大。

【实验用品】
实验器材:试管架、小试管 10 支、2 mL 注射器、8 号注射针头、移液器。
实验试剂:1% NaCl 溶液、蒸馏水、碘附或 75% 乙醇。

【实验对象】
人或家兔(血液)。

实验操作流程:
1. 制备各种低渗盐溶液。
2. 采血、向各试管内注入 1 滴血液。
3. 静置。
4. 观察判断实验结果。

【操作步骤】
1. 制备各种低渗盐溶液　取 10 支小试管,编号后依次排列在试管架上。参照表 2-2-4 要求配制成浓度从 0.70%~0.25% 的 NaCl 低渗溶液。

表 2-2-4　低渗盐溶液配制表

试管号	1	2	3	4	5	6	7	8	9	10
1% NaCl(mL)	1.4	1.3	1.2	1.1	1.0	0.9	0.8	0.7	0.6	0.5
蒸馏水(mL)	0.6	0.7	0.8	0.9	1.0	1.1	1.2	1.3	1.4	1.5
NaCl 浓度(%)	0.70	0.65	0.60	0.55	0.50	0.45	0.40	0.35	0.30	0.25

2. 采血　碘附或 75% 乙醇棉球消毒皮肤后,用灭菌干燥注射器从肘正中静脉取血 1 mL,分别向各试管内注入 1 滴血液,将试管夹在两掌心迅速搓动,使血液与氯化钠溶液充分混匀,在室温下静置 30 min 左右后观察。

本实验也可从家兔耳缘静脉取血进行实验。

3. 观察判断实验结果　仔细观察试管混合液的颜色,以确定发生溶血时 NaCl 的浓度。

(1) 试管内液体有明确的颜色分层现象,下层为混浊红色,上层为无色,表示红细胞未溶血,全部下沉管底。

(2) 试管内液体下层为混浊红色,上层为透明红色,表示有部分红细胞破裂溶血。记下试管号及其溶液浓度。

(3) 试管内液体完全变为透明的红色,表明红细胞全部破裂,称为完全溶血。记下试管号及其盐溶液浓度。

【实验结果】

填写红细胞在不同低渗盐溶液下的变化观察表(表 2-2-5)。

表 2-2-5　红细胞在不同低渗盐溶液下的变化观察

试剂 \ 序号	1	2	3	4	5	6	7	8	9	10
1‰ NaCl 溶液浓度(%)	0.70	0.65	0.60	0.55	0.50	0.45	0.40	0.35	0.30	0.25
加1滴血　分层										
加1滴血　溶血										
分析										

注:"+"表示完全溶血,"-"表示完全不溶血,"+-"表示不完全溶血

【注意事项】

1. 试管要干燥,溶液的配制必须准确,以免造成浓度误差。

2. 向试管内滴入血液后,切忌用力振摇试管,避免人为溶血。

【思考题】

1. 红细胞渗透脆性与红细胞对低渗透压的抵抗力间的关系是什么? 测定红细胞渗透脆性有何临床意义?

2. 同一个体的红细胞的渗透脆性为什么有所不同?

任务三　心音的听诊

【技能目标】

1. 初步学会使用常见的听诊器。

2. 会辨认正常人体的第一和第二心音。

【知识目标】

1. 掌握人体心音听诊的步骤和内容。

2. 熟悉正常人体心音的特点及听取要领。

【实验原理】

在心动周期中,由于心肌的舒缩、瓣膜的启闭、血流冲击心室壁和大动脉壁,血流速度的改变及其形成的涡流等因素引起机械振动,这些机械振动形成的声音,称为心音。心音可在胸壁的一定部位用听诊器听取。在一个心动周期中,一般可听到两个心音,即第一心音和第二心音,标志心室收缩期和心室舒张期的开始。第一心音的特点是音调较低、响度大、持续时间较长;第二心音的特点是音调较高,响度小、持续时间短。

【实验用品】

实验器材:听诊器。

【实验对象】

人。

实验操作流程:

1. 确定听诊部位。

2. 按照听诊顺序听诊。

3. 分辨第一心音与第二心音。

【操作步骤】

1. 确定听诊部位 受检者解开上衣,面向亮处坐在检查者对面。检查者肉眼观察或用手触诊受检者心尖搏动位置与范围是否正常。参照实验图,认清心音听诊各个部位(图 2-2-2)。

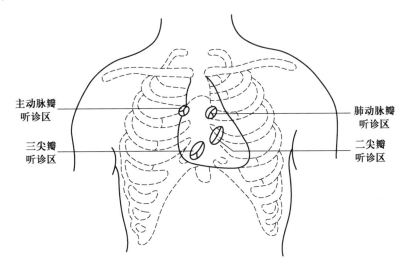

图 2-2-2 心音听诊部位

(1)二尖瓣听诊区:左胸第 5 肋间锁骨中线内侧部位(心尖部)。

(2)三尖瓣听诊区:胸骨右缘第 4 肋间或剑突下。

（3）肺动脉瓣听诊区：胸骨左缘第 2 肋间。

（4）主动脉瓣听诊区：胸骨右缘第 2 肋间。胸骨左缘第 3 第 4 肋间为主动脉瓣第二听诊区。

2．听诊顺序　心音听诊的顺序，通常是按照倒"8"形顺序，即听诊顺序为二尖瓣听诊区→主动脉瓣听诊区→肺动脉瓣听诊区→三尖瓣听诊区。

3．分辨第一心音与第二心音　根据两个心音的特点（强度、音调、时限和时距），仔细区分两个心音。分辨不清时可用手指触诊心尖搏动或颈动脉搏动，与搏动同时出现的心音即为第一心音。

4．比较强弱　不同部位两个心音的声音强弱。

【实验结果】

填写第一心音和第二心音的区别（表 2－2－6）。

表 2－2－6　第一心音和第二心音的区别

心音	音调响度	持续时间	两心音间隔时间	听诊最显著部位	产生时期	标志
第一心音						
第二心音						

【注意事项】

1．室内要保持安静、温暖。听诊器的橡皮管不得相互接触、打结或与其他物体接触，以免发生摩擦音，影响听诊。

2．如果呼吸音影响心音听诊时，可嘱受试者暂停呼吸片刻。

【思考题】

不同听诊区两个心音有何不同？

任务四　动脉血压的测量

【技能目标】

学会间接测量人体动脉血压的方法。

【知识目标】

1．了解间接测量血压的原理。

2．熟悉血压计的结构。

【实验原理】

动脉血压是指血流对动脉管壁的侧压力。血液在血管内连续流动时是没有声音的，若在血管外施加压力使血管变窄，血液通过狭窄处进入宽敞处时可形成涡流而发出声音。人体动脉血压的测量,用血压计的袖带在上臂施加压力,根据血管音的变化来测定血压。

【实验用品】

实验器材:血压计、听诊器。

【实验对象】

人。

实验操作流程:

1. 被测者体位及上臂准备。

2. 捆缚袖带,打气加压。

3. 安放听诊器。

4. 测量动脉血压。

5. 整理血压计。

6. 记录下收缩压、舒张压的数据。

【操作步骤】

1. 熟悉血压计的结构 血压计由检压计、袖带和打气球三部分组成。检压计玻璃管两侧标有刻度,上端与大气相通,下端与汞槽相通。袖带是外包布套的长方形橡皮袋,借助橡皮管分别与检压计的汞槽及打气球相通。打气球是带有螺丝帽的球状橡皮囊,供充气与放气之用。

2. 测量动脉血压的方法与步骤

(1) 被测者坐在靠背椅上至少 5 min,脱去一臂衣袖,将暴露的前臂平放在诊断台(或床)上,掌心向上,使前臂与心及检压计的零位线处于同一水平。

(2) 打开血压计,旋开打气球的螺丝帽,驱净袖带内的气体后再旋紧螺丝帽。

(3) 将血压计的袖带(成年人使用 14 cm 宽袖带,小儿使用 7 cm 宽袖带)缠在上臂,使袖带下缘位于肘关节上 2~3 cm 处,松紧适宜(以能伸入两指为宜)。

(4) 在肘窝内上方触及到肱动脉脉搏后,将听诊器的胸件放置于搏动点,戴好听诊器。打开汞槽的开关。

(5) 测量收缩压:挤压打气球,向袖带内缓缓打气加压,至听诊器听不见声音后,继续打气加压,使汞柱再上升 30~50 mmHg,随即松开打气球螺丝帽,慢慢放气,以降低袖带内压,在水银柱缓缓下降的同时仔细听诊,当听见"崩崩"样第一声动脉音时,检压计所示的水银柱刻度即为收缩压。

(6) 测量舒张压:继续缓慢放气,"崩崩"样声音逐渐增强,然后由强突然变弱,最后消失。声音由强突然变弱这一瞬间,检压计上水银柱所示的刻度即为舒张压。

(7) 连测 2~3 次,但必须间隔 3~5 min,计算平均值。以同样的方法测量另一侧动脉血压,以血压高的一侧为准。偏瘫者以健侧血压为准。

(8) 测量完毕,及时将袖带内的气体放净,旋紧螺丝帽,关闭汞槽的开关,协助被测者整理衣袖,把血压计收好并放妥。

（9）记录收缩压、舒张压的数据。

【实验结果】

填写动脉血压测量结果(表 2-2-7)。

表 2-2-7 动脉血压测量结果

姓名	性别	年龄	血压值(收缩压/舒张压 Kpa 或 mmHg)

【注意事项】

1. 室内要保持安静、温暖。

2. 重复测量时血压计压力必须降到零。

【思考题】

哪些因素可以影响动脉血压?

任务五　肺通气功能的测定

【技能目标】

学会肺量计的使用及肺通气功能的测定方法。

【知识目标】

掌握正常人体各项通气功能的正常指标及其意义。

【实验原理】

呼吸过程中,肺通气量的大小随着机体功能状态的改变而发生相应的变化。肺通气量因性别、年龄、身材、运动情况而异。因此,测定肺通气量可作为评价肺通气功能的指标之一。

【实验用品】

实验器材:肺量计、橡皮接嘴、鼻夹、75%乙醇棉球,记录装置等。

【实验对象】

人。

实验操作流程:

1. 熟悉简式肺量计的结构。

2. 测定前准备。

3. 测定肺容量。

4. 测定肺通气量。

【操作步骤】

1. 熟悉简式肺量计的结构

简式肺量计主要由一对套在一起的圆筒所组成(图2-2-3)。外筒是装满清水的水槽,槽底有排水阀门。水槽中央有根进气管,顶部有排气阀门,中央连有细绳(或链索),通过支柱上滑轮(或计量盘)与平衡锤相连。进出肺量计的气体容量,可自行改装:① 在悬挂平衡锤的绳(或链)上装一墨水描记笔尖,即可在记纹鼓上记录呼吸曲线。② 配用计时器和电磁标在记纹鼓上标记时间。③ 提升浮筒,每进气500 mL在记纹鼓纸上作一容量标记。据此可进行呼出气量曲线的描记。

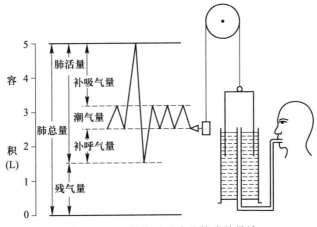

图2-2-3 肺容量组成及简式肺量计

2. 测量准备 调整台座螺丝,使肺量计保持水平,浮筒垂直悬浮。向肺量计外筒注入清水至其总容量的80%。打开肺量计充气阀门,将浮筒慢慢提起,使筒内充盈新鲜空气4~5 L(描笔位于鼓面的中央位置),关闭阀门;让被测者嘴衔经乙醇棉球消毒的橡皮接嘴,夹上鼻夹。先将三通阀门与外界相通,平静呼吸外界空气,适应后,在呼气末旋转阀门,让被测者呼吸浮筒内空气,即可进行描记。

3. 测定肺容量

(1)潮气量:记录平静呼吸30 s,多次呼出或吸入气量的平均值即为潮气量。

(2)补吸气量:让被测者在平静吸气末继续做一次最大限度的吸气。平静吸气末以后的曲线延长部分即补吸气量。

(3)补呼气量:让被测者在平静呼气末继续做一次最大限度的呼气。平静呼气末以后的曲线延长部分即补呼气量。

(4)肺活量:让被测者做一次最大限度的吸气,随即做最大限度呼气,整个曲线变化幅度即肺活量。

(5)用力呼吸量:在肺量计内重新充盈新鲜空气4~5 L,调整纸速(25 mm/s)。让被测者做最大限度的吸气,在吸气末屏气1~2 s,再用最快的速度向外呼气,直到不能呼出为止。在记录纸上读出第1 s、第2 s、第3 s末的呼出气量并计算出它们各占全部呼出气量的百分率(图2-2-3)。

4. 测定肺通气量

（1）每分通气量：将测得的潮气量与呼吸频率相乘即为每分通气量。

（2）每分最大通气量：让被测者在 15 s 内尽力做最深最快的呼吸，计算 15 s 内吸入或呼出气体的总量乘以 4，即每分最大通气量。

取下橡皮吹嘴与鼻夹。根据记录纸进行分析与计算。

【实验结果】

填写肺通气指标测量结果（表 2-2-8）。

表 2-2-8　肺通气指标测量结果

测定项目	结果			分析是否正常
潮气量	实测值　　mL	标准值　　mL		
补吸气量	实测值　　mL	标准值　　mL		
补呼气量	实测值　　mL	标准值　　mL		
肺活量	实测值　　mL	标准值　　mL		
时间肺活量	第 1 s 末　　mL	占肺活量		％
	第 2 s 末　　mL	占肺活量		％
	第 3 s 末　　mL	占肺活量		％
每分通气量				
每分最大通气量				

【注意事项】

1. 肺量计筒内水面保持水平，水位不能超过水位线刻度。

2. 测量时要避免从鼻孔或口角处漏气。

【思考题】

肺活量与用力呼气量各有何生理意义？

任务六　感官功能的测评

【技能目标】

1. 学会视力测定方法。

2. 学会利用视野计测定视野的方法。

3. 学会观察在强光照射时瞳孔的变化。

4. 学会声波传导两条途径的检查方法。

【知识目标】

1. 了解视力测定的原理和意义。

2. 了解正常人白色、蓝色、红色及绿色的视野大小。

3. 掌握瞳孔对光反射的概念及意义。

4. 掌握声音的传导途径，了解临床上鉴别传音性耳聋和感音性耳聋的试验方法和原理。

一、视力测定

【实验原理】

视力是指眼能分辨两点之间最小距离的能力。通常以眼分辨的最小视角作为衡量标准。视角为 $1'$ 的视力是正常视力，在距离眼球 5 m 远处，标准对数视力表上"5.0"一行的字符上两点的光线进入眼球所形成的视角为 $1'$ 视角，在视网膜上两点物像之间正好隔一个视锥细胞。我国目前使用的"标准对数视力表"的正常视力为 5.0。

【实验用品】

标准对数视力表、遮眼板、指示棒、米尺。

【实验对象】

人。

实验操作流程：

1. 悬挂视力表。

2. 检测右眼视力。

3. 检测左眼视力。

【操作步骤】

1. 悬挂视力表 将视力表悬挂在光线适当、照明均匀的墙上，使视力表的第10行字与被测者眼在同一水平。被测者站（坐）在距视力表 5 m 处测试。

2. 检测双眼视力

（1）被测者用遮眼板遮住一眼，另一眼看视力表，一般先测右眼后测左眼。

（2）检查者用指示棒从上而下逐行指示表上符号，令被测者说出或以手势表示出"E"缺口的方向，直到不能辨认为止。被测者能分辨的最后一行符号的表旁数值，代表被测者该侧眼的视力。

【实验结果】

填写双眼视力测定结果（表 2 - 2 - 9）。

【注意事项】

用遮眼板遮挡眼睛时，切勿按压过力，以免产生视物模糊，影响该眼视力测定结果。

表 2 - 2 - 9　双眼视力测定结果

姓名	性别	视力	
		左眼	右眼

二、视野测定

【实验原理】

单眼固定注视前方一点时,所能看到的空间范围即为视野。由于受脸部结构的影响,正常人鼻侧和上方视野较小,颞侧和下方视野较大。在同一光照条件下,不同颜色的视野也不同,白色视野最大,黄色、蓝色次之,红色再次之,绿色视野最小。

【实验用品】

视野计、视标(白色、蓝色、红色、绿色)、视野图纸、彩色铅笔、遮眼板。

【实验对象】

人。

实验操作流程:
1. 熟悉视野计的结构及其使用方法。
2. 试验准备。
3. 测试观察。

【操作步骤】

1. 熟悉视野计的结构及其原理　临床上常用的弧形视野计由底座、分度盘、弧架、托颌架和眼眶托等部分组成。弧架可绕水平轴作360°旋转。分度盘装有随着视标移动的针尖,每找到一个刚能看见的视标点时,针尖就能在视野图纸的相应经纬度上作一个记号。

2. 视野计的调试　将视野计放在光线充足的桌面上,被测者背光而坐,下颌放在视野计的托颌架上,眼眶下缘靠在眼眶托上。调整托颌架的高度,使眼与弧架的中心点处于同一水平面上。

3. 视野计的使用方法　被测眼注视弧架的中心点,另一眼用遮眼板遮住。检查者将弧架转到水平位。将白色视标从周边向中心慢慢移动,随时询问被测者是否看见视标,当被测者看见视标时,检查者将视标向周边倒移一段距离,然后再向中心移动,重复测试,待前后测试的结果一致时,将被测者刚能看到视标时所在的点标记在视野图纸的相应经纬度上(或在视野图纸的相应经纬度上作一个记号)。

将弧架依次转动45°角,重复上述测定。共测定4次,测得8个点。将视野图纸上标记的8个点连接起来,就画出被测眼的视野范围。

让被测者休息片刻后,按照同样的操作方法,分别测定红、蓝、绿各色的视野,并用彩色笔绘出轮廓。

按照同样的操作方法,测定另一眼的视野。

【注意事项】

1. 被测眼应始终注视视野计弧架的中心点,不能随视标移动,检查者不得暗示。

2. 测定有色视野时,待被测者辨出颜色后才能标记刻度。

【思考题】

正常人视野有哪些特点?

三、瞳孔对光反射

【实验原理】

瞳孔的大小随光照强度的改变而变化,这种反射称为瞳孔对光反射。强光下瞳孔缩小,弱光下瞳孔扩大。瞳孔对光反射的效应是双侧性的,其中枢在中脑,临床上常把它作为判断中枢神经系统病变的部位、全身麻醉的深度和病情危重程度的重要指标。

【实验用品】

手电筒。

【实验对象】

人。

实验操作流程:

1. 受试者背光而坐。

2. 检查者用手电筒照射受检者一侧眼。

3. 观察结果。

【操作步骤】

1. 受试者背光而坐,眼注视前方,检查者观察其瞳孔大小。

2. 检查者用手电筒照射受试者一侧眼,可见被照眼瞳孔缩小。

3. 检查者用手掌放在受试者两眼之间,用手电筒照射一侧眼,同时观察另一侧眼瞳孔的大小。

【实验结果】

填写瞳孔对光反射观察结果(表2-2-10)。

表 2-2-10　瞳孔对光反射观察结果

观察项目	瞳孔直径(mm)	
	左眼	右眼
对照(背光而坐)		
光照左眼		
光照右眼		
分隔两眼,光照左眼		
分隔两眼,光照右眼		

【注意事项】

1. 不可长时间用手电筒照射眼球。

2. 第二次照射时必须待瞳孔恢复原状后进行。

【思考题】

检查瞳孔对光反射的临床意义是什么?

四、声波的传导途径

【实验原理】

声波传入内耳有两条途径:一是声波经外耳道、鼓膜、听骨链传到内耳,这种传导方式称为气传导,是声波传导的主要途径;另一条途径是声波直接引起颅骨振动,从而引起耳蜗内淋巴的振动,这种传导方式称为骨传导。正常骨传导的效果较气传导差,但在气传导发生障碍时,骨传导则相对增强。

【实验用品】

音叉、棉球、橡皮锤、秒表。

【实验对象】

人。

```
实验操作流程:
    1. 任内试验。
    2. 魏伯试验。
```

【操作步骤】

1. 比较同侧耳的气传导和骨传导(任内试验)

(1)受检者背对检查者而坐,室内保持安静。检查者用橡皮锤敲响音叉后,立即将音叉柄置于受试者一侧颞骨乳突处(骨传导)(图2-2-4a)。此时,受检者可听到音叉响声,并随时间逐渐减弱。当受检者表示听不到声音时,立即将音叉移至同侧的外耳道处(气传导)(图2-2-4b),受试者又可以听到音叉响声。记下气传导和骨传导时间。反之,先将敲响的音叉置于外耳道口处,当受检者听不到声音时,立即将音叉移至其同侧乳突部,询问受检者能否听到声音。正常人的气传导比骨传导时间长,称为任内试验阳性。

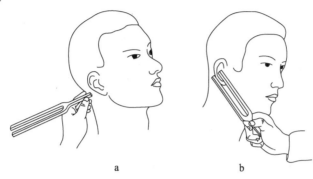

a   b

图 2-2-4   任内试验

(2)用棉球塞住受检者一侧耳孔(模拟气传导障碍),重复上述试验,如气传导时间短于或等于骨传导时间,称为任内试验阴性。

2. 比较两耳骨传导(魏伯试验)

(1)将敲响的音叉柄置于受检者额部正中发际处,正常两耳感受到的声音强度相同。

(2)用棉球塞住受检者一侧耳孔(模拟气传导障碍),重复上述试验,此时受检者塞棉球侧感受的声音强度高于对侧。

【实验结果】

填写听力观察结果(表2-2-11)。

表 2-2-11   听力观察结果

检查方法	检查项目	结果	气传导与骨传导时间(强度)比	判断
任内试验	(1) 项			
	(2) 项			
魏伯试验	(1) 项			
	(2) 项			

【注意事项】

1. 室内必须保持安静,否则影响测试效果。

2. 敲击音叉时不可用力过猛,更不可在坚硬物体上敲击,以免损坏音叉。

3. 音叉置于外耳道口时,不要触及耳郭和头发,音叉振动方向应对准外耳道。

【思考题】
根据任内试验和魏伯试验如何鉴别两种耳聋?

任务七　基本腱反射观察

【技能目标】
1. 学会肱二头肌反射的检查方法。
2. 学会肱三头肌反射的检查方法。
3. 学会膝跳反射的检查方法。
4. 学会跟腱反射的检查方法。

【知识目标】
了解人体腱反射检查的临床意义。

【实验原理】
　　腱反射是快速牵拉肌腱时的牵张反射,表现为受牵拉的肌肉迅速而明显地收缩。正常情况下,腱反射受到高位中枢的控制,临床上通过检查腱反射来了解神经系统的功能状态。

【实验用品】
叩诊锤。

【实验对象】
人。

实验操作流程:
1. 肱二头肌反射。
2. 肱三头肌反射。
3. 膝跳反射。
4. 跟腱反射。

【操作步骤】
　　1. 肱二头肌反射　受检者取坐位,检查者以左手托住受检者屈曲的肘部,并用左前臂拖住受检者的前臂。以左手拇指按在受检者肘部肱二头肌肌腱上,右手持叩诊锤,叩击检查者自己的左拇指(图2-2-5)。正常反应为肱二头肌收缩,肘关节快速屈曲。

　　2. 肱三头肌反射　受检者取坐位,上臂稍外展,检查者以左手托住受检者屈曲的肘部,右手用叩诊锤直接叩击鹰嘴上方约2 cm处的肱三头肌肌腱(图2-2-6)。正常反应为肱三头肌收缩,肘关节伸直。

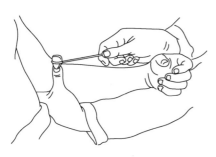

图 2-2-5 肱二头肌反射

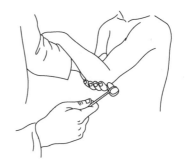

图 2-2-6 肱三头肌反射

3. 膝跳反射　受检者取坐位,双下肢屈曲,检查者左手托住受检者腘窝部,让其下肢肌肉放松,下垂悬空,用右手持叩诊锤叩击膝盖下方股四头肌肌腱(图 2-2-7)。正常反应为股四头肌收缩,膝关节伸直。

4. 跟腱反射　受检者一腿跪在凳上,踝关节以下悬空,检查者持叩诊锤叩击受检者跟腱(图 2-2-8)。正常反应为腓肠肌收缩,足向跖面屈曲。

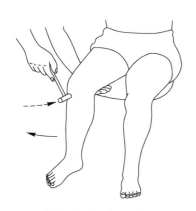

图 2-2-7 膝跳反射

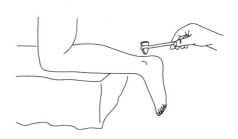

图 2-2-8 跟腱反射

【实验结果】

填写常见腱反射观察结果(表 2-2-12)。

表 2-2-12 常见腱反射观察结果

检查方法	肱二头肌反射	肱三头肌反射	膝跳反射	跟腱反射
反应				
分析				

注:"＋－"表示腱反射亢进正常,"＋"表示腱反射亢进,"－"表示腱反射减弱

【注意事项】

1. 检查时被检者肌肉要尽量放松。

2. 叩击肌腱的部位要准确,叩击的力量要适度。

【思考题】

腱反射减弱(消失)或亢进提示神经系统可能出现什么问题?

模块三　综合技能实验

任务一 过敏性休克模型制备及抢救

【技能目标】

1. 会制备过敏性休克模型。
2. 能正确判断过敏性休克时出现的多个量化指标。
3. 熟练掌握过敏性休克的抢救措施并正确判断抢救效果。

【知识目标】

1. 掌握过敏性休克的发病机制。
2. 了解过敏性休克的抢救措施及用药原理。

【实验原理】

过敏性休克是因为机体再次与过敏原接触,在数秒至数分钟内出现黏膜分泌物增多、器官平滑肌收缩增强、血管平滑肌舒张、毛细血管通透性增加等现象。临床表现为呼吸困难、肺部可闻及湿啰音,血压迅速下降,周围组织灌注不足而引起多器官功能衰竭。

【实验用品】

实验器材:BL－420生物机能实验系统、ECG－11D型心电图机、TKR－200C型小动物呼吸机、气管插管、三通管、压力换能器、动物手术器械、注射器等。

实验试剂:马血清、20％乌拉坦、地塞米松、苯海拉明、肾上腺素、多巴胺、尼可刹米、毒毛花苷K。

【实验对象】

家兔,雌雄不限。

实验操作流程:

1. 致敏阶段。
2. 过敏、休克实验平台的构建。
3. 发敏阶段。
4. 救治过程。

【操作步骤】

1. 家兔皮下注射0.8 mL 20％制备好的马血清进行致敏。

2. 致敏15 d后,用20％乌拉坦4 mL/kg麻醉,固定于动物解剖台并与BL－420生物机能实验系统相连。方法如下:① 由正中切开颈部10 cm分离气管,插三通管结扎,三通管一端接软管连压力换能器(定标为100 cm H_2O,调放大倍数在2 000～5 000倍),描记正常呼吸曲线,一端留作呼吸口或插人工呼吸机备用口。② 分离出一侧颈总动脉,插管结扎,用盛有抗凝剂的软管连压力换能器(定标为100 mmHg,

调节放大倍数在 20～100 倍)描记血压。③ 连接心电导联电极(放大倍数在 1 000 倍,走纸速度在 200.00 ms/div)。④ 沿家兔腹部剑突左下约 5 cm 处切开 5 cm,找出空肠,穿一丝线,与张力换能器连接,经导向滑轮加配重物 2 g(定标 5 g,调放大倍数 200～500 倍)。⑤ 将家兔的血压、呼吸、心电、肠平滑肌信号分别输入 4 个通道中,进一步调整实验各通道参数,确定各项生理指标正常并描记正常曲线。

3. 描记各通道正常生理曲线 20 min 后,由家兔耳缘静脉快速再次注射制备好的 50％马血清(每只 5 mL),在 BL-420 系统显示屏上密切观察血压、呼吸、心电、肠平滑肌信号的变化。

4. 以血压略升高或胃肠平滑肌收缩力加强为开始救治的指标,先静脉注射地塞米松 5 mg/kg、苯海拉明 5 mg/kg,观察药物治疗恢复情况。如未恢复,继续抢救,先采用 0.1％的肾上腺素 0.2 mL/kg、多巴胺 5 mg/kg 交替缓慢静脉注射,以求血压稳定。对出现呼吸衰竭的家兔可用 10％的尼可刹米 2 mL/kg 肌内注射或稀释成为 2.5％的溶液 2.5 mL/kg 静脉注射,然后根据需要适时开启人工呼吸机辅助呼吸。若出现心肌收缩力下降现象(R 波降低或消失),考虑用毒毛花苷 K0.1 mL/kg 静脉滴注,以纠正心肌收缩无力的现象。过敏性休克严重导致心搏骤停时,考虑在心电监护下进行人工体外心脏按压,辅助心脏复苏(时间为 30 min)。

【实验结果】

填写家兔过敏前后各指标变化情况(表 3-1-1)。

表 3-1-1　家兔过敏前后各指标观察

观察条件	血压	呼吸	心电	肠平滑肌
正常生理曲线				
注射马血清后曲线变化				
静脉注射地塞米松,苯海拉明后曲线变化				

【注意事项】

1. 颈总动脉位于气管食管沟内,结扎时应避开伴行的迷走神经。

2. 勿将水滴、血滴溅污仪器,若有溅污者,须及时有效地清除。

3. 血压换能器应处于家兔心脏同一水平。切忌随意扳动生物信号处理仪的各种旋钮、开关;计算机上显示的各种参数,亦忌随意切换更改。

4. 过敏性休克模型制备前应准备好所需的所有抢救用药。

【思考题】

1. 过敏性休克发生前,机体哪些生理指标会改变,如何改变?

2. 临床哪些药物经常导致过敏性休克?

3. 抢救过敏性休克的常规药物有哪些? 用药机制是什么?

任务二 胰岛素降糖作用、低血糖休克及抢救

【技能目标】

1. 熟练掌握腹腔和皮下注射给药的方法。

2. 能正确判断低血糖休克的体征并会及时抢救。

【知识目标】

1. 熟悉胰岛素调节血糖水平的机制。

2. 了解用葡萄糖抢救低血糖休克的机制。

【实验原理】

胰岛素是调节机体血糖的重要激素,可促使细胞外液中的葡萄糖进入组织细胞,促进糖原合成,加速糖的氧化,也可抑制糖异生和分解,从而使血糖降低。当体内胰岛素含量增高时血糖下降,动物会出现活动减少、动作吃力不协调、继而颤抖甚至惊厥等低血糖症状,此症状可以通过补充葡萄糖而得到缓解。

【实验用品】

实验器材:1 mL 注射器、鼠笼。

实验试剂:胰岛素溶液(2 U/mL)、50%葡萄糖溶液、酸性生理盐水。

【实验对象】

小鼠 4 只,体重相近,雌雄不限。

实验操作流程:

1. 禁食。

2. 分组。

3. 分别注射等量的胰岛素和生理盐水。

4. 观察动物情况并记录。

5. 出现惊厥后及时抢救。

【操作步骤】

1. 实验前取 8 只正常小鼠禁食 18~24 h。

2. 从禁食的 8 只小鼠中选 4 只活动情况相当的小鼠,随机分成 A 和 B 两组,每组 2 只,观察记录其活动情况。

3. 给 A 组小鼠腹腔注射胰岛素溶液(0.1 mL/10 g 体重)。给 B 组小鼠腹腔注射等量生理盐水(见模块一项目三中的"常用实验动物的捉持法和给药法")。

4. 将两组动物都放在 30~37℃的环境中,记下时间,注意观察并比较两组动物的神态、姿势及活动情况。

5. 当动物出现抽搐、翻滚等惊厥反应时,记录时间,并将其中一只立即皮下注射

50%葡萄糖溶液。

6. 比较 A 组动物中出现惊厥后注射葡萄糖溶液和未注射葡萄糖溶液动物的活动情况,分析所得结果。

【实验结果】

填写胰岛素降糖作用及低血糖休克抢救观察表(表 3 - 1 - 2)。

表 3 - 1 - 2　胰岛素降糖作用及低血糖休克抢救观察

实验对象	项目	体重(g)	药物剂量(0.1 mL/10 g 体重)	小鼠神态、姿势及活动情况(1)	惊厥出现时间	是否注射葡萄糖溶液	小鼠神态、姿势及活动情况(2)
A 组	1 号		胰岛素			是	
	2 号		胰岛素			否	
B 组	3 号		生理盐水				
	4 号		生理盐水				
分析讨论							

【注意事项】

1. 动物在实验前必须禁食 18～24 h。

2. 需用 pH 2.5～3.5 的酸性生理盐水配制胰岛素溶液。因为胰岛素在酸性环境中才有效应。

3. 酸性生理盐水的配制:将 10 mL 0.1 mol/L 盐酸溶液加入 300 mL 生理盐水中,调整其 pH 为 2.5～3.5,如果偏碱,可加入同样浓度的盐酸调整。

4. 注射胰岛素的动物最好放在 30～37℃ 环境中保温,夏天可为室温,冬天则应高些,可达到 36～37℃。因温度过低,反应出现较慢。

5. 如动物注射后 1 h 不出现抽搐,可轻轻敲打促使其抽搐。

6. 小鼠出现休克体征后应立即给药,以免发生死亡影响实验结果。

【思考题】

1. 分析胰岛素调节机体血糖机制,注射胰岛素为什么会引起低血糖休克?

2. 根据实验结果分析临床上注射胰岛素的注意事项,一旦过量出现什么体征? 如何抢救?

任务三　呼吸运动的影响因素及呼吸衰竭抢救

【技能目标】

1. 观察氧分压(PaO_2)下降、二氧化碳分压($PaCO_2$)上升、增大解剖无效腔、增加血液中 H^+ 和药物等对呼吸运动的影响。

2. 学习动脉采血的方法，了解血气测定方法。

3. 复制通气障碍、气体弥散障碍以及肺通气血流比例失调引起的呼吸衰竭模型，观察不同类型呼吸衰竭的呼吸和血气改变。

4. 熟悉常见呼吸衰竭的抢救措施。

【知识目标】

1. 掌握呼吸运动的调节因素及作用机制。

2. 理解不同类型呼吸衰竭的发病机制及抢救机制。

【实验原理】

机体通过呼吸运动调节血液中 O_2、CO_2 和 H^+ 的水平，动脉血中 O_2、CO_2 和 H^+ 水平的变化又通过化学感受性反射调节呼吸运动，从而维持内环境中 O_2、CO_2 和 H^+ 的相对稳定。

呼吸衰竭指由于外呼吸功能的严重障碍，导致动脉血 PaO_2 降低或伴有 $PaCO_2$ 增高的病理过程，它是呼吸功能不全的严重阶段。呼吸衰竭的发病机制可简单分为通气功能障碍和(或)换气功能障碍两种。通气功能障碍包括限制性和阻塞性通气不足；换气功能障碍包括弥散障碍和通气血流比值失调。呼吸衰竭时的主要血气标准是 PaO_2 低于 8.0 kPa(60 mmHg)，伴有或不伴有 $PaCO_2$ 高于 6.7 kPa(50 mmHg)，呼吸衰竭时发生的低氧血症和高碳酸血症可影响全身各器官、系统的代谢和功能，机体代偿功能不全时，可出现严重的代谢功能紊乱。

【实验用品】

实验器材：生物信号采集系统、哺乳动物手术器械、血气分析仪、张力换能器、压力换能器、兔手术台、气管插管、动脉夹、50 cm 长橡胶管、注射器及针头、电子秤、CO_2 的球胆管、钠石灰瓶等。

实验试剂：20%乌拉坦、生理盐水、50%葡萄糖注射液、3%乳酸溶液、25%尼可刹米注射液、0.3%肝素溶液、1%普鲁卡因、盐酸哌替啶、盐酸洛贝林。

【实验对象】

家兔，雌雄不限。

实验操作流程：

1. 称重、麻醉、固定。

2. 颈部手术操作，包括气管插管、颈总动脉插管。

3. 描记正常呼吸、血压曲线、测定正常血气指标。

4. 观察不同环境因素对呼吸运动的影响。

5. 复制不同呼吸衰竭模型，观察不同呼吸衰竭的呼吸和血气变化并及时救治。

【操作步骤】

1. 麻醉与固定 家兔称重后，用20％乌拉坦溶液4 mL/kg由家兔耳缘静脉缓慢注入，注射过程中注意观察动物肌张力、呼吸频率、角膜反射的情况，防止麻醉过深。若麻醉不满意，可在颈部正中皮下注射1％普鲁卡因做局部浸润麻醉。将麻醉好的动物仰卧位五点法固定于兔手术台上，充分暴露颈部手术野。

2. 气管插管 剪去颈部的被毛，在喉结下切开颈部正中线皮肤5～7 cm，然后用止血钳纵向钝性剥离颈部皮下组织和肌肉，暴露出气管，分离气管并在气管下穿线备用，用手术剪在甲状软骨下约第3或第4环状软骨水平做一倒T型切口，向心脏方向插入Y形气管插管，并将线结扎固定在气管插管的分叉上以防脱落。在兔子胸腹部呼吸动度最大处用缝皮针缝一长线，打结固定后将丝线尾端与张力换能器相连，将张力换能器接口与生物信号采集系统相连，调整张力，描记正常呼吸曲线。

3. 颈总动脉插管 用左手拇指和示指捏住切口左侧的皮肤和肌肉，其余3指从皮肤外面略向上顶，便可暴露出与气管平行的血管神经束，在气管与胸锁乳突肌之间有颈总动脉鞘走行，分离左侧颈总动脉穿双线备用。颈总动脉插管前先将压力换能器通过三通管和动脉插管连接好，并将三通管和插管内充满0.3％肝素生理盐水。将颈总动脉远心端结扎，近心端用动脉夹夹闭，用眼科剪在靠近结扎端剪一45°斜口，向心方向插入动脉插管，用线将插管与动脉扎紧，并向两侧绕至插管的橡皮管上缚紧或在插管的侧管上缚紧，也可将结扎线固定在插管的胶布上以防止滑脱。注意插好后应保持插管与动脉的方向一致，避免插管口将动脉壁刺破。插管后结扎固定，压力换能器接口与生物信号采集系统相连，此时缓慢放开动脉夹，即可见血液冲入动脉插管，描记动脉血压。

4. 采血做血气分析 用2 mL注射器抽出动脉导管内的死腔液，然后用预先经肝素浸湿管壁的1 mL注射器取血0.3～0.5 mL(依血气分析仪酌定)，取下注射器迅速将针头套上橡皮块或软木塞，立即送做血气分析。以此作为正常对照值。

5. 吸入气氧分压(PiO_2)下降对呼吸运动的影响 先描记一段正常呼吸曲线，然后将气管插管带橡皮管的一侧夹闭，另一侧开口端与钠石灰瓶相连，观察呼吸频率、幅度的变化。

6. 增加吸入气中CO_2浓度对呼吸运动的影响 将气管插管的开口端与装有CO_2的球胆管呈90°位置关系，打开螺旋夹，使CO_2随呼吸进入气管，观察呼吸运动的变化。

7. 血中酸性物质H^+增多对呼吸运动的影响 由耳缘静脉快速注入3％乳酸溶液2 mL，观察呼吸频率、幅度的变化。

8. 增大解剖无效腔对呼吸运动的影响 将50 cm长的橡胶管连接于气管插管一侧的开口端，观察呼吸运动的变化。

9. 药物对呼吸运动的影响

(1)耳缘静脉注射盐酸洛贝林0.4 mg/kg，观察呼吸运动的变化。

(2)待呼吸运动恢复正常后，耳缘静脉注射盐酸哌替啶0.2 mL/kg(哌替啶稀释为 25 g/L),观察呼吸运动的变化。

（3）待呼吸运动出现明显变化时,耳缘静脉注射尼可刹米 40 mg/kg 进行解救。

10. 复制阻塞性通气障碍的动物模型　用螺旋夹或止血钳将 Y 形气管插管的侧管完全夹闭,并在完全夹闭的侧管上插两个 9 号针头,造成动物不完全窒息 5～10 min,取动脉血进行血气分析并观察呼吸频率及幅度的变化后,立即解除夹闭,待动物呼吸恢复正常后做下一步实验。

11. 复制限制性通气障碍模型　在家兔右胸第 4 或第 5 肋间插入一个 16 号针头造成右侧气胸,观察动物呼吸运动的变化,5～10 min 后呼吸运动出现明显变化时取血进行血气分析。用注射器将胸腔内空气抽尽后拔出针头,及时抢救,待动物呼吸恢复后做下一步实验。

12. 复制渗透性肺水肿模型　抬高兔手术台头端约 30°,保持气管居正中部位,实验前用听诊器听取正常呼吸音;将头皮针前端针头剪掉与注射器吻合,用注射器吸取 50% 葡萄糖溶液(1 mL/kg),5 min 内匀速滴入气管内以造成渗透性肺水肿。实验后用听诊器听取肺水肿状态下呼吸音的变化。当气管出现泡沫样液体流出时,取动脉血做血气分析。清除气管内分泌物、吸氧、纠酸、使用呼吸中枢兴奋药(尼可刹米)、必要时使用呼吸机等进行抢救。

【实验结果】

填写呼吸运动影响因素观察表(表 3-1-3)和各类呼吸功能障碍的观察及解救表(表 3-1-4)。

表 3-1-3　呼吸运动影响因素观察

观察指标	呼吸改变	血压变化	血气分析情况
正常			
PiO_2 ↓			
CO_2 浓度 ↑			
$[H^+]$ ↑			
增大解剖无效腔			
注射盐酸洛贝林			
注射盐酸哌替啶			
症状明显后注射尼可刹米			

表 3-1-4　各类呼吸功能障碍的观察及解救

观察指标	呼吸改变(或呼吸音)	血气分析情况	解救方法
阻塞性通气障碍后			
限制性通气障碍后			
渗透性肺水肿前			
渗透性肺水肿后			

【注意事项】

1. 每完成一个项目后,都应等动物呼吸基本恢复正常后描记一段对照曲线再做下一步实验。

2. 做血气分析时注意将针管肝素化,取血后立即将针头插上橡皮塞以隔绝空气,针管内有气泡要立即排除,以免影响血气分析结果。

3. 如无 CO_2 气瓶,可向球胆内吹入实验者的补呼气量代替。

【思考题】

1. 呼吸运动的体液调节因素有哪些? 如何调节?

2. 各种类型呼吸衰竭的发生机制如何? 血气指标有何变化?

任务四 急性肺水肿及其治疗

【技能目标】

1. 复制急性肺水肿的动物模型,辨识其病理改变。

2. 探究急性肺水肿的治疗方案。

【知识目标】

1. 掌握急性肺水肿发生的病理改变及其机制。

2. 熟悉急性肺水肿的治疗方案。

【实验原理】

肺水肿是指过多体液在肺组织间隙或肺泡内积聚的病理过程。

本实验主要通过静脉大量滴注生理盐水和静脉注射肾上腺素导致急性心源性肺水肿。大量滴注生理盐水增加血容量从而使回心血量增多,中毒剂量的肾上腺素可引起心动过速,以致左心室泵血不充分,舒张末期压力递增,引起左心房压增高,从而使肺静脉淤血,肺毛细血管流体静压升高,组织间液形成增多,超过肺淋巴回流能力,形成肺水肿。

呋塞米(速尿)是高效利尿药,作用于肾髓袢升支粗段,抑制 NaCl 重吸收而发挥利尿作用,使血容量减少,肺循环中"积压"的血液被转移,肺毛细血管静水压也随之回落,肺泡和间质内水肿液回渗入血管。呋塞米在抢救急性肺水肿方面表现出良好效果。但须注意的是,给药必须及时。

山莨菪碱是 M 胆碱受体阻断药,可松弛血管平滑肌,解除痉挛,改善微循环。因此,针对肾上腺素引起的静脉淤血综合征,山莨菪碱可发挥舒张血管作用使症状缓解。故给药后家兔肺水肿症状明显改善,肺系数也基本趋于正常。肺内虽仍有少量水肿液,但机体完全有能力通过自身调节而发挥代偿作用。

【实验用品】

实验器材:生物信号采集系统、电子秤、兔手术台、气管插管、血气分析仪、哺乳动物手术器械、听诊器、静脉导管及静脉输液装置、注射器、纱布、滤纸、丝线、烧杯等。

实验试剂：20％乌拉坦、0.1％肾上腺素、1％普鲁卡因、0.3％肝素、0.1％呋塞米、1％盐酸山莨菪碱注射液、生理盐水。

【实验对象】

家兔，雌雄不限。

实验操作流程：

1. 分组、做标记。

2. 称重、麻醉、固定。

3. 颈部手术操作，包括气管插管、颈外静脉插管输液。

4. 股动脉插管，以备取血。

5. 描记各组正常呼吸和血压曲线，股动脉取血，血气分析。

6. 输液并注射肾上腺素，复制急性肺水肿模型。

7. 记录各项指标变化。

8. 抢救。

【操作步骤】

1. 取性别相同、体重相近的家兔 3 只，随机分为 3 个组：正常对照组、模型组、药物治疗组，然后做标记。

2. 用 20％乌拉坦 4 mL/kg 耳缘静脉麻醉，将家兔固定于兔手术台上。

3. 颈部手术，包括气管插管和建立颈外静脉通道。

剪去颈部皮肤上的被毛，用止血钳提起颈部两侧皮肤，纵向钝性剥离颈部皮下组织和肌肉，暴露出气管，分离气管并在气管下穿线备用，用手术剪在甲状软骨下约第 3 或第 4 环状软骨水平做一倒 T 型切口，向心脏方向插入 Y 形气管插管，并将线结扎固定在气管插管的分叉上以防脱落。在兔子胸腹部呼吸动度最大处用缝皮针缝一长线，打结固定后将丝线尾端与张力换能器相连，将张力换能器接口与生物信号采集系统相连，调整张力，描记正常呼吸曲线。

用手指从皮肤外将一侧组织顶起，在胸锁乳突肌外缘可见粗而明显的颈外静脉，仔细分离静脉周围的筋膜组织，游离长约 3 cm 的颈外静脉穿线备用。插管的方法是先用动脉夹夹住颈外静脉的近心端而使血管充盈，再结扎远心端（若先结扎远心端可使静脉塌陷呈细线状而难以插管），随后在结扎线的近心侧剪开颈外静脉并插入导管，放开动脉夹，轻柔地将导管插入 2～4 cm，扎紧插管并固定以免滑脱。插管成功后，立即将输液装置开起，以每分钟 10 滴左右的速度输液以保持导管通畅。

4. 腹股沟手术，分离股动脉并插管取血，进行血气分析。

5. 模型组和药物治疗组分别颈外静脉输入生理盐水（输入总量按 100 mL/kg，输速 150～200 滴/min），待滴注接近完毕时立即向输液瓶中加入 0.1％肾上腺素

(0.5 mL/kg),继续输液(正常对照组不加肾上腺素),复制急性肺水肿模型。

6. 实验过程中观察记录动物的呼吸、口唇颜色、气管插管是否有粉红色泡沫液体流出,同时股动脉取血,进行血气分析,并用听诊器听诊肺部有无湿性啰音出现,当证明肺水肿出现时,药物治疗组立即给予 5 mg/kg 的呋塞米溶液,观察记录动物的各项指标。

7. 数据处理　死亡动物记录死亡时间,存活动物实验后夹住气管,放血处死。所有动物均打开胸腔,用线在气管分叉处结扎以防止肺水肿液渗出,在结扎处以上切断气管,把肺取出,用滤纸吸去肺表面的水分后称重,根据"肺系数=肺重量(g)/体重(kg)"的公式计算系数,然后肉眼观察肺大体改变,切开肺观察切面的改变。正常兔肺系数为 4.1~5.0。肺系数>5.0 提示有肺水肿形成。

【实验结果】

填写家兔急性肺水肿观察表(表 3-1-5)。

表 3-1-5　家兔急性肺水肿观察

观察指标	正常对照组	模型组	治疗组
呼吸曲线			
血气分析			
口唇颜色			
粉红色泡沫			
湿性啰音			
肺表面情况			
肺重量(g)			
家兔体重(kg)			
肺系数			
肺切面			

【注意事项】

1. 解剖取肺时,勿损伤肺表面和挤压组织,以防水肿液流出,影响肺系数。

2. 第一次使用肾上腺素后肺水肿症状不明显者,可重复使用,两次给药间隔 15 min 左右。

【思考题】

根据实验结果,联系理论,分析肺水肿发生的机制。

任务五　失血性休克及抢救

【技能目标】

1. 会制备家兔失血性休克的动物模型。

2. 观察家兔失血性休克时的一般表现及循环变化。

3. 能为失血性休克患者的抢救快速准确地备药,并能正确判断抢救效果。

【知识目标】

1. 掌握失血性休克的发病机制及病理表现。

2. 了解输液治疗失血性休克的原理。

【实验原理】

失血性休克是由于血容量急剧减少,微循环障碍致微循环动脉血灌流不足,重要的生命器官发生功能和代谢障碍的全身性病理过程。休克时微循环的变化大致可分为:微循环缺血期、微循环淤血期和微循环凝血期3期。失血性休克可通过不同的途径导致交感-肾上腺髓质系统兴奋,血管收缩、外周阻力增加和组织器官血液灌流量减少。微循环可出现小血管收缩、血流速度减慢、真毛细血管关闭等表现。当长时间缺血缺氧后,由于微循环局部代谢产物蓄积,发生酸中毒及细胞因子释放等原因,出现微血管扩张、红细胞聚集、白细胞嵌塞毛细血管、微血管血流停止等变化。临床上常用扩张血容量、改善微循环、防治酸中毒等措施来处理和抢救失血性休克。

【实验用品】

实验器材:微循环生物信号处理系统、压力换能器、兔手术器械、兔手术台、输液输血装置、中心静脉压测定装置、动脉和静脉插管、气管插管和三通管、恒温灌流设备、生物显微镜、注射器(1 mL、5 mL、20 mL、50 mL)。

实验试剂:20%乌拉坦、0.1%肝素生理盐水、1%肝素溶液、生理盐水、台氏液。

【实验对象】

家兔,体重 2.5～3.0 kg,雌、雄不限。

实验操作流程:

　　1. 麻醉固定。

　　2. 手术、插管。

　　3. 微循环标本制作。

　　4. 肝素化。

　　5. 放血引起失血性休克。

　　6. 抢救治疗。

【操作步骤】

1. 取成年家兔一只称重,于耳缘静脉缓慢注射 20％乌拉坦溶液(以 4 mL/kg 体重计算麻醉剂总量),做全身麻醉。同时密切观察动物肌张力、呼吸频率和角膜反射的变化,防止麻醉过深。将动物仰卧固定在兔手术台上,剪毛备皮。

2. 分离气管、一侧的颈总动脉和颈外静脉并插管。颈部正中甲状软骨下方皮肤剪一小口,然后向上下竖直剪开,开口 5～6 cm。钝性分离颈前肌群。分离出气管,穿线一根备用。分离出一侧的颈外静脉,穿线两根备用。分离出另一侧的颈总动脉,穿线两根备用。气管插管一端通过压力换能器与生物信号处理系统连接,描记呼吸。颈总动脉插管前先将压力换能器通过三通管和动脉插管连接好,并将三通管和插管内充满 0.1％肝素生理盐水,插管后结扎固定,记录血压变化。颈外静脉插管前要先将中心静脉压计和静脉输液装置通过三通管与静脉导管连接好,插管后结扎固定,以 10 滴/min 的速度缓慢输液,记录中心静脉压(注意测中心静脉压时阻断输液,输液时停止测中心静脉压)。

3. 腹正中切口,沿左腹直肌旁做 6 cm 长的纵向切口,钝性分离。在腹腔内可见淡粉红色、肠壁较饱满的盲肠。紧贴前腹壁在左下腹侧,用卵圆钳钳出盲肠游离端阑尾后,将阑尾末端上 8～12 cm 处的回肠襻轻轻拉出腹外。用止血钳夹住腹部切口,以防肠管外溢。用温生理盐水纱布保护肠系膜平铺固定。将肠系膜放置在恒温微循环灌流盒内,以 38℃台氏液恒温灌流,并将兔肠系膜灌流盒固定于显微镜镜台上,在显微镜下观察肠系膜微循环。

4. 经耳缘静脉注射 1％肝素溶液 2 mL/kg,使之达到全身肝素化,此后每隔 1 h 注入 1 mL 维持给药。

5. 家兔的血容量可按体重(g)乘以 8％来估算(mL)。出血量在血容量的 10％以下,机体通过代偿机制可不表现症状;出血量达 20％～30％,动物发生休克;出血量达 50％,动物易死亡。

(1) 第一次失血:打开颈总动脉导管与注射器相连的侧管,使血液从颈总动脉流入装有肝素生理盐水的注射器内,一直放血至血压 60 mmHg,调节注射器内放出的血量,使血压维持在该水平,停止放血。观察并记录血压、中心静脉压、口唇黏膜和微循环变化。

(2) 第二次失血:待家兔血压代偿性恢复正常后,再一次打开颈总动脉上的动脉夹开始放血,使血液从颈总动脉流入装有肝素生理盐水的注射器内,调节注射器内放出的血量,使血压保持在 40 mmHg 的水平。停止放血后,观察并记录体征、各种指标变化及微循环变化。

6. 通过输血输液装置,经颈外静脉将放出的血液快速回输,再输入与失血量相等的生理盐水(150 滴/min)。观察输血输液抢救后动物皮肤黏膜、呼吸、心率、血压、中心静脉压等指标的改变。

【实验结果】

填写失血性休克发生过程中血压及微循环变化(表 3－1－6)。

表 3-1-6　失血性休克发生过程中血压及微循环变化

	时间 (min)	失血量 (mL)	心率	呼吸 频率	动脉压	中心 静脉压	皮肤黏膜 颜色	微循环 情况
正常情况								
第1次放血	1							
	5							
	10							
第2次放血	1							
	5							
	10							
抢救	15							
	30							
	45							

【注意事项】

1. 动物麻醉深浅要适度。过深时会严重抑制动物呼吸;过浅时动物疼痛挣扎影响观察结果,甚至引发神经源性休克。

2. 本实验手术多,要尽量减少手术性失血,以免过早造成失血性休克。

3. 各导管和注射器均应用肝素抗凝,保持和注意导管通畅,随时缓慢推注以防凝血。

4. 牵拉肠袢时动作要轻,以免引起动物低血压,造成外周循环衰竭。观察微循环时,选好标志血管,固定视野,分清动脉、静脉和毛细血管。

5. 及时补充、更换微循环观察水槽里的生理盐水,注意水温。

【思考题】

1. 失血性休克的主要病理变化及其机制是什么?

2. 实验观察的各项指标与休克时主要功能代谢变化的关系?

3. 了解失血后的代偿情况和回输血反应,对临床治疗休克病人有什么指导意义?

模块四　计算机虚拟实验

任务一　VBL-100医学机能虚拟实验系统简介

一、VBL-100医学机能虚拟实验室系统简介

VBL-100医学机能虚拟实验室系统是医学机能实验仿真软件,该软件采用计算机虚拟仿真与网络技术,运用客户/服务器的构架模式,涵盖了30多个机能学实验的全套虚拟仿真。由于虚拟仿真实验无需实验动物,无需实验准备即可帮助学生理解实验的操作步骤以及实验效果,可以作为机能学实验教学的一个有益补充。在虚拟实验室内,教师可以通过投影仪对一些实验的原理和操作步骤进行讲解,对教师起到辅助教学的作用,学生则可以根据自己对知识掌握的需要进行选择性的学习。对学生而言,起到知识的预习、熟悉及强化的作用。该系统由基础知识、实验动物、实验仪器、模拟实验(含简介、原理、操作仿真、录像和波形模拟5个部分)、实验考核等部分组成,结构完整、内容丰富,可同时供上百位同学进行机能学知识的学习(图4-1-1)。

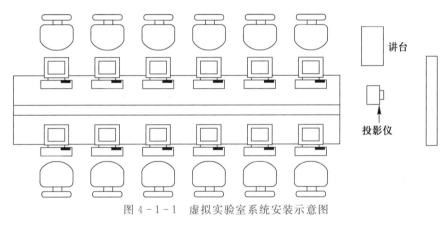

图4-1-1　虚拟实验室系统安装示意图

二、VBL-100医学机能虚拟实验室系统的特点

1. 采用客户/服务器的体系结构,既可以在实验室局域网,又可以在校园网范围内进行访问,方便学生的使用,也便于系统的扩充和升级。

2. 系统整体结构完整,内容丰富,包含资料室、动物房、实验准备室、模拟实验室和考场5个部分内容(图4-1-2)。

3. 介绍了大量的生物机能学背景知识,比如信号采集与处理技术、传感器技术等,拓展学生的知识面。

4. 介绍了20多种新的实验设备,包括每种仪器设备的用途、原理和操作,既开阔了学生的视野,又为学生进行探索性实验及自主设计实验提供了新的科学指导。

5. 每个仿真实验包括简介、原理、操作仿真、实验录像和实验波形模拟5个部分的内容,全方位地介绍了整个实验。既表达整体,也表达细节,便于学生对实验操作的充分理解和掌握。

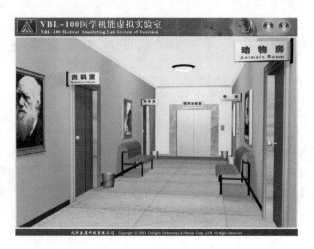

图 4 - 1 - 2　虚拟实验室结构图

6.系统具有开发性,用户可以将自己的实验图片、实验录像、实验原理和操作的文字加入到系统中,从而扩充系统的适用性,各校可根据具体情况选择各自所需的虚拟实验项目。

三、VBL - 100 系统的框架结构

1.系统总体结构　系统采用服务器/客户机的模式,服务器上主要用于存放素材和进行数据库管理,而客户机则读取服务器的素材并显示给用户。

2.客户机结构　客户机是用户直接与该系统打交道的接口,客户机本身相当于一个浏览器,请求并解释从服务器得到的数据。

3.服务器结构　服务器作为虚拟实验系统的数据源,起到提供数据和修改数据两方面的作用。

(1)提供数据包括接受客户机的请求,然后从数据库中查找数据,并得到数据或数据的详细位置,然后将数据分发给请求的客户机。

(2)修改数据则包括修改数据、添加数据和检查数据 3 个部分的内容,服务器上提供修改数据的界面,可以对数据的内容、访问路径进行修改;添加数据用于添加新的实验内容或数据;检查数据根据数据库的信息检查资源的可用性。

任务二　VBL - 100 计算机虚拟实验操作步骤介绍

一、进入及退出系统

单击桌面上的 VBL - 100 医学机能虚拟实验系统图标(图 4 - 1 - 3),进入 VBL 系统。

VBL - 100 系统启动后,有一段内容简介的动画,持续 15 s 左右,如果不想观看这段动画,可以直接用鼠标单击屏幕右下角的"Enter"圆形按钮进入系统。当演示动画结束后(图 4 - 1 - 4),在屏幕下方正中出现"进入系统"按钮,单击该按钮进入系统主界面(图 4 - 1 - 5)。

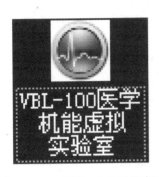

图 4-1-3 VBL-100 系统桌面
快捷方式图标

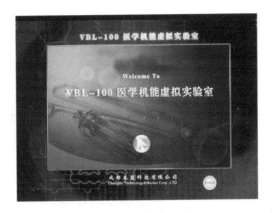

图 4-1-4 系统进入界面

主界面上包括有 4 个房间和 1 部电梯,分别对应于资料室、动物房、准备室、考场和模拟实验室,这 5 个部分是对 VBL 系统内容的第一级分类。用鼠标单击房间的标牌可以进入到不同的房间中。

在每个最终知识介绍页面的右上角有 3 个圆形按钮,分别是"返回首页""返回上一页"及"退出系统",利用这些按钮可以在不同的页面之间转换(图 4-1-6)。

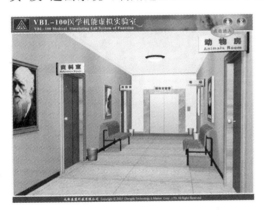

图 4-1-5 系统主界面(首页)

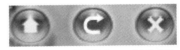

返回首页　　返回上页　　退出系统

图 4-1-6 系统回退按钮

二、模拟实验室

点击"返回首页"回到主界面,然后点击"模拟实验室"标牌进入到模拟实验室的电梯中,该电梯将模拟实验室分为生理实验室、药理实验室、病生实验室、人体实验室及综合实验室 5 个单独的内容部分(图 4-1-7)。

在模拟实验室中,学生可以逐步点击相应的实验素材来模拟实验操作过程,操作过程中穿插对药物及操作的考核。

实验结果的演示也是在学生进行相应操作后呈现,如给予不同频率电刺激后骨骼肌出现的完全强直性收缩与不完全强直性收缩波形、动脉血压调节实验中学生给予肾

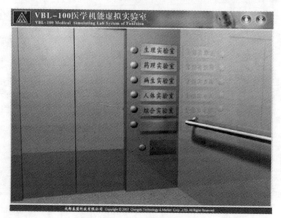

图 4-1-7　模拟实验室

上腺素后血压的波形上升等。

　　学生在实验模拟过程中如果需要查看药物剂量或者忘记手术操作步骤，可以适时点击观看演示及录像。

　　选择要去的实验室即可进入该实验室的菜单，例如点击"生理实验室"的按钮进入生理实验，其中包括神经—肌肉电生理实验、心血管系统实验、呼吸系统实验、泌尿系统实验、血液系统实验、消化系统实验等内容。

　　对于每一个实验，基本包含有实验简介、实验原理、模拟实验、实验录像、实验波形 5 个部分的内容，非常翔实，便于学生全面掌握该实验的内容(图 4-1-8)。在任何一个实验中单击下面的按钮，就进入到相应的介绍部分。

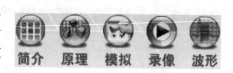

图 4-1-8　模拟实验按钮

　　下面以动脉血压调节为例进行讲解，其他所有实验模块的操作步骤与此相同或相似，不再全部赘述。

　　1. 实验简介　实验简介主要介绍实验目的、实验对象、实验器材和实验药品等内容(图 4-1-9)。

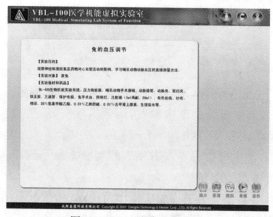

图 4-1-9　动脉血压简介

2. 实验原理　实验原理根据循序渐进的原则进行多方位地介绍,通过按钮切换不同部分介绍(图 4 - 1 - 10)。

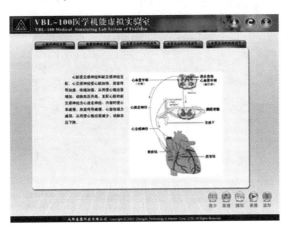

图 4 - 1 - 10　动脉血压原理

3. 实验操作过程模拟　实验操作过程模拟实验部分通过拖动相应的实验材料、实验动物和实验仪器进行真实地模拟实验操作步骤,模拟过程中有些操作通过一小段录像展示,每一步操作均有下一步提示,该提示可根据用户要求隐藏或显示(图 4 - 1 - 11)。

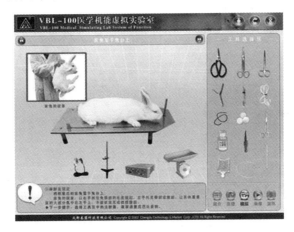

图 4 - 1 - 11　动脉实验过程模拟

4. 实验操作录像　实验操作录像采用分段观看的方式,可以选择性地观看需要的手术录像部分(图 4 - 1 - 12)。

5. 实验波形　实验结果波形的演示在学生进行相应操作后呈现,如动脉血压调节实验中,学生加入肾上腺素后血压上升,而加入乙酰胆碱后血压下降等。让学生了解在不同的实验条件下动物生理信号的变化情况(图 4 - 1 - 13)。

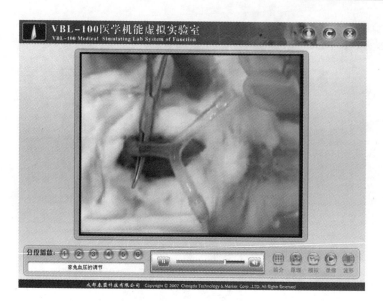

图 4 - 1 - 12 兔气管插管

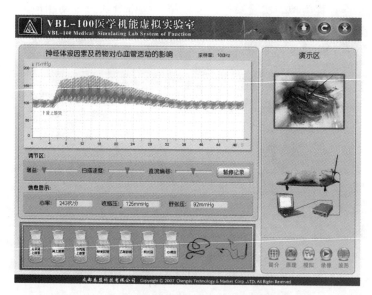

图 4 - 1 - 13 注射肾上腺素后血压波形的变化

参考文献

[1] 潘丽萍.生理学.2版.北京:人民卫生出版社,2011.
[2] 孔繁之.生理学.上海:上海科学技术出版社,2010.
[3] 李国彰.生理学实验教程.北京:人民卫生出版社,2005.
[4] 高明灿.生理学实验指导.上海:第二军医大学出版社,2007.
[5] 刘利兵.实验基础医学.西安:第四军医大学出版社,2009.
[6] 张静,赵自刚.医学科研方法学.北京:军事医学科学出版社,2008.
[7] 王金亭,方俊.生物化学实验教程.武汉:华中科技大学出版社,2010.
[8] 解景田,刘燕强,崔庚寅.生理学实验.北京:高等教育出版社,2009.
[9] 樊继云,冯逵,刘燕.生理学实验与科研训练.北京:中国协和医科大学出版社,2003.
[10] 杨德兴,杜斌,廖炳兰.病理学与病理生理学实验教程.武汉:华中科技大学出版社,2010.
[11] 王建红,董艳芬.医学机能学实验.北京:中国医药科技出版社,2010.
[12] 吴永佩,焦雅辉.临床静脉用药调配与使用指南.北京:人民卫生出版社,2010.
[13] 沈建平,宗希乙.400种中西药注射剂临床配伍应用检索手册.北京:中国医药科技出版社,2008.
[14] 崔红霞,赵红晔,金香兰.医学机能实验学.2版.北京:北京大学医学出版社,2009.
[15] 金春华.机能实验学.北京:科学出版社,2006.
[16] 杨芳炬.机能学实验.成都:四川大学出版社,2004.
[17] 任亮.药理学实验指导.上海:第二军医大学出版社,2007.
[18] 胡还忠.医学机能学实验教程.北京:科学出版社,2001.
[19] 高兴亚,汪晖,戚晓红等.机能实验学.北京:科学出版社,2001.
[20] 陈灏珠.实用内科学.11版.北京:人民卫生出版社,2001.
[21] 姚秀娟,林树新.基础医学实验机能学.北京:人民军医出版社,2002.
[22] 龚非力.医学免疫学.北京:科学出版社,2003.
[23] 罗新华,郝洪,王革新.过敏性休克实验的教学研究.河南职工医学院学报,2004,16(4):404-406.
[24] 李玲,郝洪.过敏性休克及抢救组合实验的设计与教学研究[J].西北医学教育,2007,15(5):866-868.
[25] 韦建恒.胰岛素低血糖休克.生物学通报,1992,3:51.
[26] 金惠铭等.病理生理学.7版.北京:人民卫生出版社,2008.
[27] 李韬,医学功能学科-实验原理与方法.北京:人民卫生出版社,2010.
[28] 陆源,林国华,杨午鸣.机能学实验教程.2版.北京:科学出版社,2010.
[29] 董雅洁,卢锴峰,王经纬.高钾血症实验动物模型的制备及其应用的进展.承德医学院学报,2009,26(3):300-303.
[30] 陆晓华,张根葆,桂常青.大鼠高钾血症实验模型的复制.皖南医学院学报,2006,25(4):311-312.
[31] 李玉林等,病理学.7版.北京:人民卫生出版社,2008.

[32] Sung Yong Kim, Kun Ho Son, Hyeun Wook Chang, etc. Inhibition of mouse ear edema by steroidal and triterpenoid saponins. Archives of Pharmacal Research. 1999,22(3):313-316.

[33] Saraiva RA, Arauna MK, Oliveria RC, etc. Topical anti-inflammatory effect of Caryocar coriaceum Wittm. (Caryocaraceae) fruit pulp fixed oil on mice ear edema induced by different irritant agents. J Ethnopharmacol. 2011,136(3):504-510.

[34] Hideo Inoue, Nobuyuki Nagata and Yasuko Koshihara. Participation of Serotonin in Capsaicin-Induced Mouse Ear Edema. Jpn. J. Pharmacol. 1995,69:61-68.

[35] 姚俊霞,胡承江等.病理学实验教程.北京:人民卫生出版社,2006.

[36] 杨芳炬.机能实验学.北京:高等教育出版社,2010.

[37] 周岐新.人体机能学实验.北京:科学出版社,2008.

[38] 高明灿.正常人体机能.北京:高等教育出版社,2004.

高等职业教育护理专业教学资源库平台使用说明

1. 登录www.cchve.com.cn，在专业列表中选择"护理专业"。

2. 自行注册账号，登录后可看到相关课程及资源，还可进入课程中心进行选课。